医学计算机
基础实践教程

主　编◎周　青　杨剑兰
副主编◎卢　景　王　文　杨　勃　盛晓梅
　　　　张淑梅　吴鑫宇　熊曌宇　苏　茜
　　　　李思琦　李　娅

清華大学出版社
北　京

内 容 简 介

本书是《医学计算机基础教程》的配套实践教材,是为让学生适应不断变化和更新的计算机应用能力需求而编写的,在重难点以及案例设计立意上符合医学院校人才培养目标,能够系统地锻炼学生使用计算机工具完成日常业务的能力,最终实现成果导向教育的教学理念。

本书分为两个部分,第一部分根据教学大纲及主教材,结合主教材的对应章节:信息与计算机技术基础、计算机系统、操作系统、计算机网络与应用、办公软件高级应用、信息安全设计了 22 个实验,实验设计严谨,操作性强;第二部分结合教学内容和全国计算机等级考试一级考试大纲要求,给出大量习题,供学生自测学习情况和巩固理论知识。为方便学生使用,书中还附有习题参考答案。

本书可作为医学类高等院校各专业的计算机基础课程实验教材,也可作为医学类高等院校成人继续教育、医学类高等职业教育院校的计算机基础课程教材,还可作为医疗卫生人员的培训、自学参考用书。

图书在版编目(CIP)数据

医学计算机基础实践教程 / 周青,杨剑兰主编.

北京:清华大学出版社,2024. 7. -- ISBN 978-7-302
-66747-6

Ⅰ. R319

中国国家版本馆 CIP 数据核字第 2024KX2247 号

责任编辑:杜春杰
封面设计:刘 超
版式设计:文森时代
责任校对:马军令
责任印制:刘 菲

出版发行:清华大学出版社
　　　　网　　　址:https://www.tup.com.cn,https://www.wqxuetang.com
　　　　地　　　址:北京清华大学学研大厦 A 座　　　　　　邮　　编:100084
　　　　社 总 机:010-83470000　　　　　　　　　　　　邮　　购:010-62786544
　　　　投稿与读者服务:010-62776969,c-service@tup.tsinghua.edu.cn
　　　　质量反馈:010-62772015,zhiliang@tup.tsinghua.edu.cn
印 装 者:北京鑫海金澳胶印有限公司
经　　销:全国新华书店
开　　本:185mm×260mm　　　印　　张:13.25　　　字　　数:326 千字
版　　次:2024 年 8 月第 1 版　　　　　　　　　印　　次:2024 年 8 月第 1 次印刷
定　　价:59.80 元

产品编号:104272-01

前　言

随着计算机技术的发展，应用计算机进行信息处理是每个现代人必备的能力。医疗卫生信息化服务体系不断完善，数字化诊疗技术逐渐普及，由此对卫生工作者提出了更高的要求。深化和加强医学专业学生计算机信息技术教育，提高医学专业学生信息素养，以及获取、分析、处理、应用信息的能力具有重要意义。

本书根据教育部《普通高等学校计算机基础教育教学基本要求》，以提升学生计算机基础知识和信息技术应用技能为宗旨，坚持面向应用、服务专业的原则，结合计算思维培养、计算机技术发展的现状、学生应用水平及医疗卫生信息化建设对医学专业学生计算机知识和能力的要求，选取教学内容。理论部分注重知识的深度与广度相结合，实验部分注重实用与能力提升相结合，平台采用的是 Windows 10 操作系统和 WPS Office 2019 办公软件。本书由实验和课后习题及参考答案两部分组成，可以满足不同读者的使用需求。

本书特色如下：

（1）内容紧扣全国计算机等级考试一级考试大纲，满足教学和计算机等级考试要求。本书由医学院校长期从事医学计算机基础教育、具有丰富实践教学经验的一线教师编写，是《医学计算机基础教程》的配套实践教材。

（2）实验操作结构明朗，多种方法可供选择。本书的每一个实验都包含实验目的、实验内容和实验步骤，部分章节还包含思考题，旨在引导读者多思考、多复盘，学会运用所学的理论知识解决实际问题，真正达到学以致用的目的。

（3）坚持育人为本，德育为先，充分挖掘课程内容的思政元素。本书的实验内容融入了中国优秀的传统文化、爱国主义元素，引导学习者以联系的眼光、发展的眼光学习知识，从而增强民族自豪感。

（4）应用案例设计精巧，增强学习兴趣。本书实验部分在第 6 章增加了"综合案例"环节，所选案例都是经过问卷调查得到的，是学生比较感兴趣的、希望在本课程中学到的基本技能。让学生学知识不仅是为了考试，还能将所学知识应用到生活和工作的实际中，从而提升学生的学习兴趣和成就感。

（5）图文并茂，生动直观。本书对实验操作过程的讲解非常详细，并配有大量的图表和标注，使内容更加生动直观，力求让每位学生在学习本书后，都能完成相应操作，从而有效地巩固所学的知识和技能。

本书各教学环节学时分配如下表所示。

《医学计算机基础实践教程》各教学环节学时分配表

序　号	教 学 内 容	理论课学时	实验课学时	实践课学时
1	第 1 章　信息与计算机技术基础	/	2	/
2	第 2 章　计算机系统	/	2	/
3	第 3 章　操作系统	/	4	/
4	第 4 章　计算机网络与应用	/	2	/
5	第 5 章　办公软件高级应用	/	10	/
6	第 6 章　综合案例	/	6	/
7	第 7 章　信息安全	/	2	/
合计		/	28	/

本书实验部分第 1 章由杨剑兰编写，第 2 章由卢景编写，第 3 章由王文、熊塱宇编写，第 4 章、第 7 章由周青编写，第 5 章由杨勋编写，第 6 章由杨勋、卢景、杨剑兰编写；课后习题及参考答案部分第 1 章由杨剑兰、李娅编写，第 2 章由卢景编写，第 3 章由王文编写，第 4 章、第 7 章由周青、李思琦、苏茜编写，第 5 章由吴鑫宇、张淑梅、杨剑兰编写，第 6 章由盛晓梅、杨勋编写；全书由周青、杨剑兰担任主编并统稿。

本书在编写过程中，参考了大量技术资料及书籍，得到了云南省计算机教学指导与考试委员会和清华大学出版社编辑的指导和支持，在此表示诚挚的谢意。

由于计算机技术更新迭代迅速，而编者水平有限，加之课程建设庞大艰深，书中难免存在疏漏之处，恳请各位读者批评指正。

编　者
2023 年 11 月

目　　录

第一部分　实　验　部　分

第 1 章　信息与计算机技术基础 2
实验一　计算机键盘练习与文字录入 2
一、实验目的 2
二、实验内容 2
三、实验步骤 2
实验二　利用计算器完成不同进制的转换与运算 6
一、实验目的 6
二、实验内容 6
三、实验步骤 6

第 2 章　计算机系统 10
实验一　认识计算机硬件 10
一、实验目的 10
二、实验内容 10
三、实验步骤 10
实验二　计算机的性能指标和配置 19
一、实验目的 19
二、实验内容 19
三、实验步骤 19

第 3 章　操作系统 24
实验一　Windows 10 基本操作与设置 24
一、实验目的 24
二、实验内容 24
三、实验任务及步骤 24
实验二　Windows 10 文件及磁盘管理 31
一、实验目的 31
二、实验内容 32
三、实验步骤 32
实验三　Windows 10 的安全模式 38
一、实验目的 38
二、实验内容 38
三、实验任务及步骤 38

实验四 制作 Windows 10 安装介质 40
　　一、实验目的 40
　　二、实验内容 40
　　三、实验任务及步骤 40

第4章 计算机网络与应用 41
实验一 网络设置的查看和常用网络命令的使用 41
　　一、实验目的 41
　　二、实验内容 41
　　三、实验任务及步骤 41
　　思考题 47
实验二 Internet 的应用 47
　　一、实验目的 47
　　二、实验内容 48
　　三、实验任务及步骤 48

第5章 办公软件高级应用 58
实验一 WPS 文字图文编辑 58
　　一、实验目的 58
　　二、实验内容 58
　　三、实验步骤 58
实验二 WPS 文字高级应用 65
　　一、实验目的 65
　　二、实验内容 65
　　三、实验步骤 65
实验三 WPS 表格的基本操作 70
　　一、实验目的 70
　　二、实验内容 70
　　三、实验步骤 70
实验四 WPS 表格高级应用 78
　　一、实验目的 78
　　二、实验内容 78
　　三、实验步骤 79
实验五 WPS 演示文稿基本操作 82
　　一、实验目的 82
　　二、实验内容 82
　　三、实验步骤 82
实验六 WPS 演示文稿高级应用 91
　　一、实验目的 91
　　二、实验内容 91
　　三、实验步骤 91

第6章　综合案例...94
　实验一　个人简历的设计与制作...94
　　一、实验目的..94
　　二、实验内容..94
　　三、实验步骤..94
　实验二　毕业论文排版...100
　　一、实验目的...100
　　二、实验内容...100
　　三、实验步骤...100
　实验三　社团竞选个人演示文稿的设计与制作...106
　　一、实验目的...106
　　二、实验内容...106
　　三、实验步骤...107
　实验四　大赛选手得分统计表的制作...110
　　一、实验目的...110
　　二、实验内容...111
　　三、实验步骤...111
　实验五　学生成绩单的数据管理与邮件合并..114
　　一、实验目的...114
　　二、实验内容...114
　　三、实验步骤...114

第7章　信息安全..122
　信息安全综合实验...122
　　一、实验目的...122
　　二、实验内容...122
　　三、实验步骤...122

第二部分　课后习题及参考答案

课后习题..132
　第1章　信息与计算机技术基础..132
　　一、判断题..132
　　二、单选题..133
　　三、多选题..136
　　四、思考题..138
　第2章　计算机系统...138
　　一、判断题..138
　　二、单选题..141
　　三、多选题..146

四、思考题 149
第3章　操作系统 149
一、判断题 149
二、单选题 151
三、多选题 155
四、思考题 157
第4章　计算机网络与应用 157
一、判断题 157
二、单选题 159
三、多选题 164
四、思考题 166
第5章　医院信息系统 166
一、判断题 166
二、单选题 168
三、多选题 172
四、思考题 175
第6章　办公软件高级应用 176
一、单选题 176
二、操作题 178
第7章　信息安全 181
一、判断题 181
二、单选题 183
三、多选题 189
四、思考题 192

参考答案 193
第1章　信息与计算机技术基础 193
一、判断题 193
二、单选题 193
三、多选题 193
四、思考题 193
第2章　计算机系统 193
一、判断题 193
二、单选题 194
三、多选题 194
四、思考题 194
第3章　操作系统 194
一、判断题 194
二、单选题 195
三、多选题 195
四、思考题 195

第 4 章　计算机网络与应用 195
　　一、判断题 195
　　二、单选题 195
　　三、多选题 196
　　四、思考题 196
第 5 章　医院信息系统 196
　　一、判断题 196
　　二、单选题 196
　　三、多选题 196
　　四、思考题 197
第 6 章　办公软件高级应用 197
　　一、单选题 197
　　二、操作题 197
第 7 章　信息安全 197
　　一、判断题 197
　　二、单选题 197
　　三、多选题 198
　　四、思考题 198

参考文献 199

第一部分

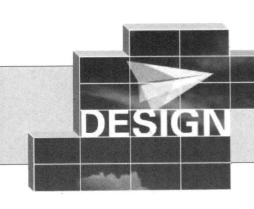

实验部分

- 第 1 章　信息与计算机技术基础
- 第 2 章　计算机系统
- 第 3 章　操作系统
- 第 4 章　计算机网络与应用
- 第 5 章　办公软件高级应用
- 第 6 章　综合案例
- 第 7 章　信息安全

第 1 章　信息与计算机技术基础

实验一　计算机键盘练习与文字录入

一、实验目的

（1）熟悉键盘结构，掌握正确的打字姿势和指法规则。
（2）熟练掌握中、英文的输入方法。
（3）掌握键盘常用组合键的用法。

二、实验内容

（1）掌握键盘的正确使用方法。
（2）强化并提高中、英文输入技术。

三、实验步骤

1. 键盘构造及主要键功能

键盘通常由字母键、数字键、符号键和功能键组成，从结构上，一般把整个键盘分为三个区域：功能键区、主键盘区和附键盘区（包括指示灯区、光标键区和附键盘数字区），如图 1-1 所示。

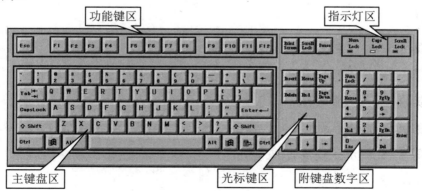

图 1-1　键盘结构图

（1）功能键区是位于键盘上方的 Esc 键及 F1～F12 键，在不同的操作系统和应用软件下，这些键的功能是不同的，具体使用时可查阅不同计算机品牌厂商官方网站提供的按键使用指南。

（2）主键盘区也叫打字键区，位于键盘的左下方，是整个键盘上最大的一个键区。数字键、英文字母键是主键盘区的主体键，部分键为双符号键，例如每个数字键都对应一个常用的符号键（运算符号和特殊符号），此外，主键盘区还包括一些特殊键，在数据处理中，常用键盘特殊键及其对应功能如表 1-1 所示。

表 1-1　常用键盘特殊键及其对应功能表

操　作	功　能
Enter（回车）键	按一下此键，可形成新的段落或对输入的命令进行确认
Space（空格）键	按一下此键，插入点向右移动一个字符位
Shift（换档）键	此键主要和其他键进行组合使用。常用的如：按住 Shift 键的同时，按有上下两种符号的键位，可实现键位上档符号的输入
Ctrl（控制）键	读作 Control 键，此键单独使用时无效，必须与其他键组合使用才能实现各种控制功能
Alt（替换）键	Alt 是 Alternative 的缩写，单独按下 Alt 键可以激活活动窗口的菜单栏，该键大多数情况下与其他键组合使用
Backspace（退格）键	按一下此键，插入点会向左移动一个字符位，并删除该字符位上的字符
Delete（删除）键	按一下此键，可删除插入点右边的一个字符，并且光标右边的字符向左移动一格
Caps Lock（字母大小写转换）键	按一下此键，键盘右上方对应的字母大小写指示灯亮，表示当前状态为大写字母输入，再按一次，即可解除锁定
Num Lock（数字锁定键）	按一下此键，对应指示灯亮，按附键盘数字区的数字键可输入数字，再按一次，指示灯熄灭，按附键盘数字区的键可进行编辑时的光标移动
Esc（取消）键	Esc 是 Escape 的缩写，表示取消当前输入的命令，常用于退出操作
Win 键（位于 Ctrl 和 Atl 之间）	按一下此键，可打开 Windows 系统的开始菜单
Page Up 键/Page Down 键	分别用于向上翻一页或向下翻一页
Print Screen（屏幕拷贝）键	用于拷贝全屏幕画面，若在使用 Print Screen 进行屏幕拷贝的同时按下 Alt 键，则只拷贝当前活动窗口的画面
↑↓←→（方向）键	也叫光标控制键，用于控制光标向上、下、左、右四个方向移动

　　在数据处理中，不常用键盘特殊键及其对应功能如表 1-2 所示。

表 1-2　不常用键盘特殊键及其对应功能表

操　作	功　能
Tab（制表）键	按一下此键，插入点会向右移动一个制表位（八个字符位）或一个表列
Insert（插入）键	默认是插入模式，新输入的字符插入到插入点位置；按下 Insert 键后变为覆盖模式，新输入的字符覆盖插入点所在的当前字符
Home 键/End 键	分别用于使插入点移动到当前行的开头或结尾，按下 Ctrl+Home 快捷键插入点会移到文档开头，按下 Ctrl+End 快捷键插入点会移到文档末尾
Scroll Lock（屏幕锁定）键	当屏幕滚动时，按一下此键，键盘对应指示灯亮，此时屏幕停止滚动；再按一下，屏幕则继续滚动
Pause Break（中断暂停）键	可暂停某些程序的执行，在 Windows 操作系统中，同时按 Windows 键和 Pause Break 键可快速打开系统属性

2. 录入技术强化练习

（1）选择输入法。

为了满足不同的用户需求，Windows 系统自带了一些常用的输入法，此外，用户还可根据需要安装其他输入法。单击任务栏中的输入法选择按钮即可打开输入法选择列表，如图 1-2 所示。

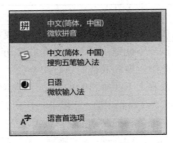

图 1-2　选择输入法

可在控制面板 Windows 设置中选择"设置"→"语言"→"键盘"命令，进行默认输入法的选择，如图 1-3 所示。

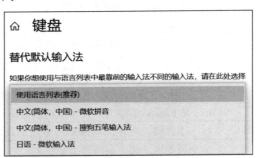

图 1-3　设置默认输入法

（2）用键盘选择和切换输入法。

Ctrl+Space：切换中文和英文输入法。

Ctrl+Shift：循环切换各种输入法。

Shift+BackSpace：切换全角和半角字体。

Ctrl+"·"：切换中英文标点符号。

（3）输入法工具条与输入法的鼠标切换。

汉字输入方法确定后，会出现一个可以拖动的输入方式工具按钮栏，如 中 ♪°,简 ☺ ⚙，可用鼠标单击相应的按钮以进行各种切换。

① 中 按钮可进行中文（中）和英文（英）的切换。

② ♪ 按钮可进行全角（●）和半角（♪）的切换。

③ °, 按钮可进行中文标点（°,）和英文标点（·,）的切换。

（4）软键盘的使用。

软键盘又称模拟键盘，其打开方式如下：

① 直接按 Win+R 快捷键打开运行功能。

② 运行中输入 osk，单击"确定"按钮，就可以弹出 Windows 操作系统自带的软键盘，如图 1-4 所示。

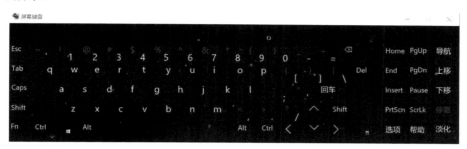

图 1-4　Windows 操作系统自带的软键盘

（5）中英文标点符号对应关系。

中英文标点并不完全对应，在中文输入法下，其具体对应关系如表 1-3 所示。

表 1-3　中英文标点对应按键表

中 文 标 点	对 应 按 键
句号：。	.
破折号：——	Shift+ -
居中实心点：•	～
省略号：……	Shift+6
单引号：' '	' '
双引号：" "	" "
书名号：《》	< >
顿号：、	\

3．文档录入练习

任务：录入如图 1-5 所示的文档，并以 Word 文档形式保存在计算机本地磁盘 F 下。

★扁鹊生平简介★

　　扁鹊（公元前 407—公元前 310 年），姬姓，秦氏，名越人，春秋战国时期名医，渤海郡鄚 [mào]（旧读 mò）人。扁鹊曾居住在中丘（内丘）蓬鹊山（蓬山、鹊山的统称）九仙洞（又名秦越人洞，唐代于鹄诗《秦越人洞中咏》有记载），师从于长桑君，尽得其传授医术禁方，饮以山巅"上池"（石盆）之水，修得高超医术。初医治好赵简子五日不醒之症，赵简子赐其蓬鹊山田四万亩于扁鹊，得到食邑 [yì] 之地。巧因蓬鹊山之首，扁鹊洞府上面，有翩翩欲飞天然石鹊和静观天下神奇石人形象，赵人视秦越人为吉祥喜鹊一般，而尊称其为 "扁鹊"，即"在赵者名扁鹊"。后扁鹊游医虢 [guó] 国，巧医虢太子"尸厥症"，使之起死回生。虢太子感恩弃国来到蓬鹊山太子岩，从医扁鹊游，采药于是山。扁鹊在咸阳遭秦太医李醯 [xī] 妒忌杀害，蓬鹊山赵人不远千里，从咸阳抱回其头颅，葬在山下，将焦子村和郎家庄合二为一，改叫"神头村"，自此，建庙立祠，世代奉祀。

图 1-5　录入的文档

操作步骤如下。

（1）文件的新建：打开 Word 2019 窗口，选择"文件"→"新建"→"空白文档"命令，即可新建一个文档，在新建文档中输入如图 1-4 所示的内容。

（2）特殊字符★的输入：在 Word 2019 功能区中，单击"插入"选项卡，单击"符号"按钮，在弹出的菜单中选择"其他符号"，在弹出的"符号"对话框的"符号"选项卡的"字体"下拉列表框中选择 Wingdings 字体，找到要插入的特殊字符"★"，选中后单击"插入"按钮即可。

（3）文件的保存：完成文档输入后，选择"文件"→"另存为"命令，在弹出的"另存为"对话框中，在左侧选择保存位置，输入文件名为"扁鹊生平简介"，保存类型采用默认的 Word 文档类型，单击"保存"按钮即可。

实验二　利用计算器完成不同进制的转换与运算

一、实验目的

（1）熟悉打开计算机中的计算器并进行运算。

（2）熟练掌握程序员计算器的用法。

（3）掌握使用程序员计算器完成数字的二、八、十、十六进制的转换。

二、实验内容

（1）掌握如何打开计算机中的计算器。

（2）输入数值并将其进行进制转换。

三、实验步骤

1. 打开计算机中的计算器

方法一：单击"开始"图标 ■，在弹出的菜单中找到 J 开头的应用程序计算器，如图 1-6 所示。

方法二：按 Win+R 快捷键打开"运行"对话框，在输入框中输入 calc.exe，单击"确定"按钮，即可打开 Windows 系统自带的计算器，如图 1-7 所示。

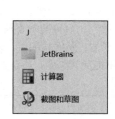

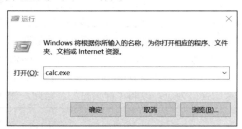

图 1-6　在开始菜单中打开计算器　　　　　图 1-7　使用命令打开计算器

2．计算器的界面

计算器打开后，进入计算器"标准"模式，如图 1-8 所示，在"标准"模式下进行的是十进制数的运算。可单击左上角的 ≡ 图标，在弹出的计算器模式菜单中选择"程序员"即可切换到"程序员"模式，如图 1-9 所示。

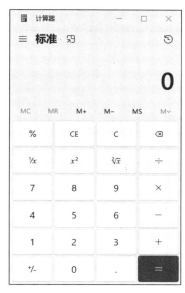

图 1-8　计算器标准模式

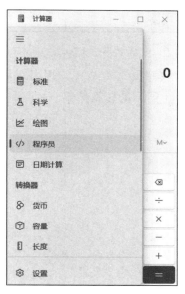

图 1-9　计算器模式菜单

3．程序员计算器的使用

由于不同进制转换功能通常由程序员使用，因此该运算功能被归入计算器的"程序员"模式下，如图 1-10 所示。其中各进制的英文代称解释如表 1-4 所示。

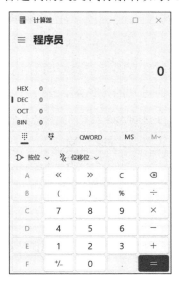

图 1-10　计算器程序员模式

表 1-4　各进制的英文代称解释

进制英文缩写	进　　制	数　值　范　围
HEX	十六进制	0～9，A～F
DEC	十进制	0～9
OCT	八进制	0～7
BIN	二进制	0～1

（1）利用"程序员"模式实现不同进制的转换。

① 在"程序员"模式中，使用鼠标选中十进制模式 DEC，并在此模式下输入 125，可得到如图 1-11 所示的转换结果。

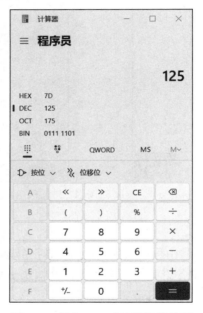

图 1-11　输入 125 后的计算器界面

可以看到，在计算器界面上已经立即显示对应的 HEX、OCT、BIN 下的值，此时，计算器已完成转换。请将所得到的各进制的数值填入表 1-5 的三个括号中。

表 1-5　十进制 125 及其所对应的其他进制数

进制英文缩写	进　　制	数　　值
HEX	十六进制	①（　　　　）
DEC	十进制	125
OCT	八进制	②（　　　　）
BIN	二进制	③（　　　　）

② 使用"程序员"模式完成二进制数 1010001 到其他进制的转换，并把结果填到表 1-6 相应的括号中。

表 1-6　二进制 1010001 及其所对应的其他进制数

进制英文缩写	进　　制	数　　值
HEX	十六进制	④（　　　　　）
DEC	十进制	⑤（　　　　　）
OCT	八进制	⑥（　　　　　）
BIN	二进制	⑦（　　　　　）

（2）使用"程序员"模式完成不同进制数之间的加减运算。

① 在"程序员"模式中，使用鼠标选中十进制模式 DEC，并在此模式下输入 125，单击"+"键，然后用鼠标选中二进制模式 BIN，在此模式下输入 10，可得到如图 1-12 所示的界面。单击"="键后，得到如图 1-13 所示的结果。

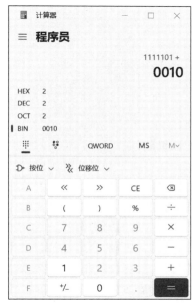 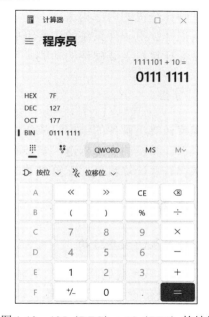

图 1-12　125（DEC）+ 10（BIN）　　　图 1-13　125（DEC）+ 10（BIN）的结果

从图 1-13 中可得，十进制数 125 与二进制数 10 相加的结果在 BIN（二进制）下为 01111111，在 OCT（八进制）下为 177，在 DEC（十进制）下为 127，在 HEX（十六进制）下为 7F。

② 使用程序员计算器完成四组二进制数与十进制的加减乘除运算，并把结果填到表 1-7 相应的括号中。

表 1-7　四组十进制数与二进制数的运算

DEC	BIN	DEC+BIN	DEC−BIN	DEC×BIN	DEC÷BIN
65	1011	（　　　　）	（　　　　）	（　　　　）	（　　　　）
199	101101	（　　　　）	（　　　　）	（　　　　）	（　　　　）
223	1001	（　　　　）	（　　　　）	（　　　　）	（　　　　）
899	110010	（　　　　）	（　　　　）	（　　　　）	（　　　　）

第 2 章　计算机系统

实验一　认识计算机硬件

一、实验目的

（1）了解计算机的内部构造。

（2）认识计算机硬件系统的主要组成部分。

（3）掌握计算机主要硬件的功能。

二、实验内容

（1）观察计算机硬件的结构组成和主要部件。

（2）认识计算机的内部构造，安装和连接计算机硬件。

（3）掌握查看计算机硬件配置参数的方法。

三、实验步骤

1. 认识计算机的主要结构

从外观上看，我们能直接看到的是显示器、键盘、鼠标、机箱，如图 2-1 所示，它们都属于计算机的外部设备，就像人体一样，我们能直观看到的是躯干和四肢，但是人体重要的器官都在躯体内，同样，计算机的核心部件都装在机箱内部。

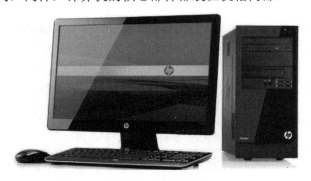

图 2-1　台式计算机

我们先观察机箱的结构，正面（见图 2-1 右侧部分）包括电源开关、光驱、USB 接口、音频接口等；背面（见图 2-2）主要是接口，包括电源、显示器、网线、键盘、鼠标、USB

等设备的接口和连线，如果使用的网卡、键盘、鼠标是无线连接，就没有实体连线，只需要把接收器插在 USB 接口上识别对应的设备即可。把机箱侧面的挡板打开，就可以看到如图 2-3 所示的内部构造，我们分别来认识各主要硬件。

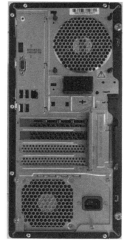

图 2-2　机箱背面接口

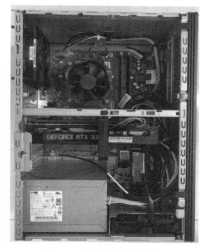

图 2-3　机箱内部结构图

2．认识计算机的主要硬件

（1）中央处理器（central processing unit，CPU）。中央处理器是整个计算机硬件系统的核心，是一块超大规模集成电路芯片，相当于人类的大脑。由运算器（ALU）、控制器（CU）和寄存器等部件构成，其主要功能是完成计算机指令、处理各类数据、控制整个计算机系统正常运行，如图 2-4 所示。CPU 安装在主板上的专用插槽里，如图 2-5 所示。衡量 CPU 性能的主要指标包括主频、核心数及缓存容量等。

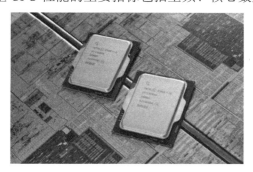

图 2-4　中央处理器 CPU

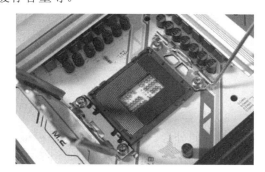

图 2-5　CPU 插槽

目前世界上主要的 CPU 设计制造商中，Intel 公司在市场上的占有率和影响力最大，其余还有 AMD、IBM 和 ARM 等公司；我国于 2002 年成功研制出 CPU 芯片，有龙芯（见图 2-6）、飞腾、申威等系列，实现了历史性的突破。其中，龙芯 3BCPU 字长 64 位，具有 9 级流水线、8 核结构，可用来设计通用计算机；申威 26010CPU 字长 64 位，具有 260 核，被用于神威太湖之光超级计算机中。

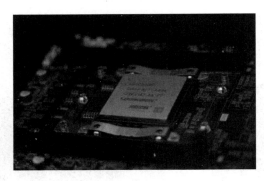

图 2-6　龙芯 CPU

（2）内存。内存又称主存，是计算机的记忆部件，用来存放程序和数据，属于冯·诺依曼体系结构的存储器范畴。系统软件、应用软件的数据必须从外存调入内存中才能运行和使用，也就是说 CPU 可以直接访问内存空间，这也是区分内外存的根本标准。内存最大的特点是访问速度快，缺点是存储空间小、单位价格高、断电后信息会丢失。

内存主要为内存条的硬件形式，如图 2-7 所示，安装在主板的内存插槽中，如图 2-8 所示。随着技术的发展，内存条经历了 DDR 到 DDR5 的五代产品，各代内存条的接口都不太一样，如图 2-7 所示的是 DDR5 的内存条，需要插在支持 DDR5 内存条插槽的主板上。DDR（Double Data Rate）是双比特率，可以在一个时钟周期内传输两次数据，即上升期和下降期各传输一次，因此被称为双倍速率同步动态随机存储器。例如：400MHz 的主频就可以实现 800Mbps 的数据传输速率。

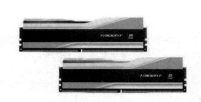

图 2-7　内存条

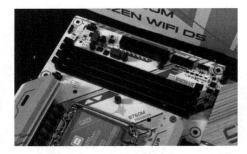

图 2-8　内存条插槽

（3）外存。外存又称辅存，其存放着 CPU 当前暂时不使用的大量程序和数据，CPU 不能直接访问外存。与内存相反，外存最大的特点是存储空间大、单位价格低、断电后信息不会丢失，缺点是访问速度慢。外存上的信息可以永久保存，因此它才是真正意义上的存储器，是计算机重要的外部设备。

最常用的外存是硬盘，其通常接在 SATA 接口上。根据构造的不同硬盘分为机械硬盘和固态硬盘，分别如图 2-9 和图 2-10 所示。机械硬盘由盘片、磁头、盘片转轴及控制电机等部件制成一个组合式的硬盘驱动器，从外观上看是一个密封的不可随意拆卸的金属盒。固态硬盘由闪存阵列芯片、控制芯片和缓存芯片等组成。

两者相比，机械硬盘单位价格低，更适用于台式计算机；固态硬盘读写速度快、防震性好、体积小，更适用于笔记本电脑。

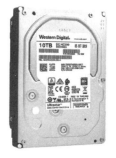

图 2-9 机械硬盘

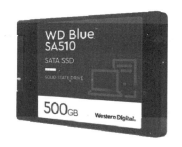

图 2-10 固态硬盘

（4）主板（main board）。机箱拆开以后，我们看到的最大的一块印刷电路板（PCB）就是主板，又叫系统板（system board）或母板（mother board），如图 2-11 所示。主板是整个计算机的中枢，CPU、内存条、硬盘、显卡、电源和各种外设都通过主板连接，这些设备，有的直接插在主板上，有的放在机架上通过总线连接到主板，由此形成了完整的计算机硬件系统。计算机的整体运行速度和稳定性在一定程度上取决于主板的性能。

主板都采用开放式结构，按结构可分为 AT、ATX 和 BTX 三大类，以及它们的一些变型，如紧凑型、迷你型和加强型。结构不同的主板，尺寸不同，各主要芯片和插槽的布局也不同，适用的机箱也不同。AT 主板目前已淘汰，ATX 主板的使用最广泛，BTX 主板对 ATX 主板做了一些改进，但使用较少。

生产主板的厂家有很多，主板也有多种规格和型号，不同型号的主板支持的 CPU、内存条、外设接口也不同，但基本的插槽和芯片是必须具备的。图 2-11 所示的两块主板分别由两家不同的主板生产商生产，请在图中找出 CPU 插槽、内存条插槽、PCI 插槽、PCI-E 插槽、BIOS 芯片、外设接口等。

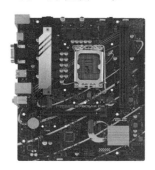
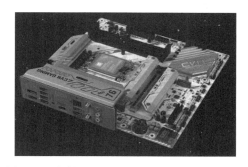

图 2-11 主板

（5）显卡。显卡又称显示适配器，其作用是将计算机内的图形图像信息进行转换处理，并通过相应的接口进行输出显示。显卡主要由显卡主板、显示芯片、显示存储器、散热器等部分组成，插在主板的扩展槽里（现在是 PCI-E 插槽，此前还有 AGP、PCI、ISA 等插槽），是多媒体计算机硬件的基本组成部分。

显示芯片（video chipset）是显卡的主要处理单元，又称图形处理器（graphic processing unit，GPU），GPU 负责视频信息的处理和对显示器的工作进行控制，其复杂程度不亚于 CPU。GPU 的使用减轻了 CPU 的负担，完成部分原本属于 CPU 的工作，增强了图形处理能力，它直接决定了显卡的性能。显卡上也有和计算机存储器相似的存储器，称为显示存储器，简称显存。

目前，常见的显卡有集成显卡、独立显卡和核芯显卡三类。集成显卡是将显示芯片、显存及其相关电路都集成在主板的北桥芯片中，对于图形图像处理要求不高的用户来说，性价比很高，因为不用花费额外的资金来购买独立显卡。独立显卡是指将显示芯片、显存及其相关电路单独做成一块独立的板卡，如图 2-12 所示，一般用于绘图和 3D 渲染或者游戏娱乐。现在的发展趋势是将 GPU 和 CPU 集成到同一块芯片中，称为核芯显卡，是 Intel 产品新一代图形处理核心，为笔记本、一体机等产品的设计提供了更大选择空间。

（6）声卡。声卡（sound card）也叫音频卡，其通过声音控件芯片处理音频信号。它可以将来自话筒输入的原始声波的模拟音频信号进行模/数转换，转换为计算机能使用的数字音频信号；也可以将计算机中以数字形式表示的声音进行数/模转换，转换成模拟信号输出到耳机、音响等设备，或通过音乐设备数字接口（MIDI）发出合成乐器的声音，是多媒体计算机硬件的基本组成部分。

声音控件芯片可以完成各种处理任务，如音频压缩与解压缩运算、改变采样频率、解释 MIDI 指令或符号等。对音频处理要求高的用户可以选择独立声卡，如图 2-13 所示；要求不高的用户可以选择集成声卡，和集成显卡一样，用户不需要花费额外的资金来购买独立声卡，性价比高。

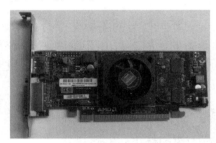

图 2-12　独立显卡

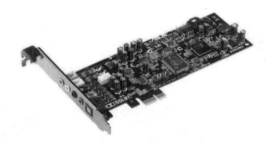

图 2-13　独立声卡

（7）网卡。网卡是一块用来允许计算机在计算机网络上进行通信的计算机硬件，它使得用户可以通过电缆或无线网相互连接。网卡的主要功能是提供一条计算机系统与网络间进行数据交换的通路，网卡由主控制芯片及电缆线接口等部件组成。

目前，常用的网卡有以双绞线为传输介质的有线网卡和以无线电波为传输介质的无线网卡。独立有线网卡通过 RJ-45 网线连接，如图 2-14 所示；独立无线网卡有内置的无线 WIFI 芯片，如图 2-15 所示；另外还有通过 USB 接口传输的 USB 独立网卡，如图 2-16 所示。

（8）电源。电源是一种安装在主机箱内的封闭式独立部件，如图 2-17 所示，它的作用是将交流电转换为不同电压、稳定可靠的直流电，通过专用接口与主板连接，供给主机箱内的主板、适配器、扩展卡和各种外部设备使用，为整个计算机系统提供电能。现在的电源都用 ATX 标准，额定功率、转换效率是电源性能的主要指标。

（9）输入/输出设备。输入设备是用户向计算机发送命令或输入数据信息的桥梁，是将控制信息、数据和程序输入计算机的设备，主要包括键盘（keyboard）和鼠标（mouse）。

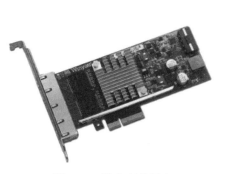
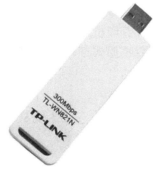

| 图 2-14　独立有线网卡 | 图 2-15　独立无线网卡 | 图 2-16　USB 独立网卡 |

　　键盘是计算机最基本的字符输入设备，如图 2-18 所示，也是重要的人机界面组成部分，通过键盘可以将字符表示的指令、程序、数据输入到计算机，转换成计算机能够处理的二进制。键盘类型有机械键盘、无触点电容键盘、薄膜接触式键盘等。

　　鼠标是计算机显示系统纵横坐标定位的指示器，如图 2-19 所示，其主要用于图形输入，使计算机的操作更加简便快捷，也可以代替键盘的快捷指令。鼠标主要可以分为机械鼠标、光电鼠标和光学鼠标，现在的鼠标产品主要是光学鼠标。键盘和鼠标都有无线和有线之分。

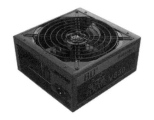
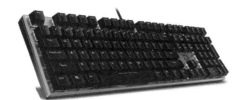

| 图 2-17　电源 | 图 2-18　键盘 | 图 2-19　鼠标 |

　　输出设备是用于输出数据的设备，它可以将计算机的处理结果或存储的信息以字符、数字、图形、图像、声音等形式表示出来，使用户能更直观易懂地接受这些信息。常用的输出设备有显示器（monitor）和打印机（printer）。

　　显示器是计算机最基本的输出设备，可以输出字符和图形图像，现在主流的显示器主要是液晶显示器，分为平面显示器和曲面显示器，如图 2-20 和图 2-21 所示。

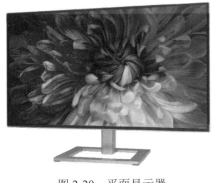
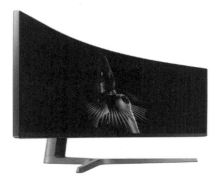

| 图 2-20　平面显示器 | 图 2-21　曲面显示器 |

打印机可以将计算机输出的信息打印出来，打印机主要分为激光打印机、喷墨打印机、针式打印机等，最新的 3D 打印机使用的原材料是实实在在的原材料，可以实现立体打印。彩色喷墨式打印机如图 2-22 所示，3D 立体打印机如图 2-23 所示。

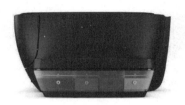
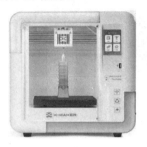

图 2-22　彩色喷墨打印机　　　　　　图 2-23　3D 立体打印机

音箱和耳机是多媒体计算机的输出终端，其作用是把音频电能转换成相应的声能，使人耳能够接收到相应的声音信息。无线音箱和无线耳机通过 USB 接口进行连接，更加便捷，如图 2-24 和图 2-25 所示。

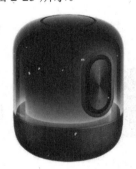
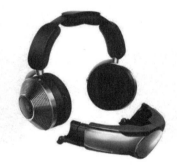

图 2-24　无线音箱　　　　　　　　图 2-25　无线耳机

（10）其他设备。随着虚拟现实 VR 和增强现实 AR 技术的发展，计算机可以连接穿戴设备以沉浸式地感受虚拟场景。如图 2-26 所示，苹果 Vision Pro 作为一款 MR（混合现实）头显设备，实际上囊括了 VR 和 AR 技术。这些可穿戴设备配备了先进的空间音频系统和高分辨率显示系统，将声音与空间相匹配的同时实现了高清晰度的画质，并产生低延迟显示流，保证画面的流畅度。使用高速相机的追踪系统，在用户的眼睛上投射不可见光图案，以实现迅速响应、直观的眼动追踪，并配有高速相机捕捉手部动作，采用三维用户界面，通过用户的眼睛、手势和声音实现自然交互。

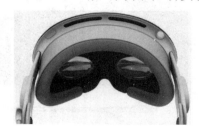
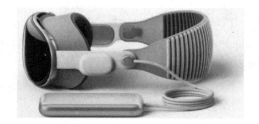

图 2-26　苹果 Vision Pro 头显设备

3．查看计算机的硬件配置参数

我们可以通过 Windows 操作系统的自带程序或相关软件，查看计算机的硬件配置参数，进一步了解计算机的性能。

（1）查看方法。

① 利用开机自检：在开机自检过程中，屏幕上会显示计算机硬件配置，如显卡、内存、CPU、硬盘及光驱等信息，但是由于速度较快，不易观察记录。

② 利用设备管理器：右击桌面的"计算机"图标，在弹出的快捷菜单中选择"属性"命令，即可看到 CPU 和内存的一些简单参数。在"设备管理器"窗口，如图 2-27 所示，显示了该计算机配置的更多详细信息，想要了解哪种硬件的信息，单击相应按钮展开，然后右击，在弹出的快捷菜单中选择"属性"命令即可查看具体参数。

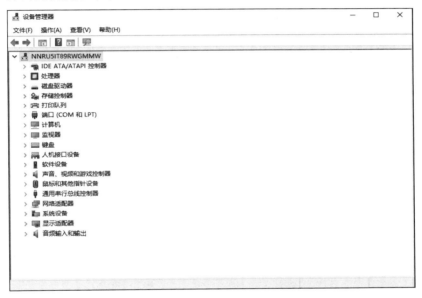

图 2-27　"设备管理器"窗口

③ 单击"搜索"图标，在输入框中输入"运行"，按 Enter 键，打开"运行"对话框，在输入框中输入"dxdiag"，如图 2-28 所示，单击"确定"按钮，在弹出的"DirectX 诊断工具"对话框中即可查看硬件参数，如图 2-29 所示。

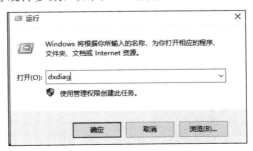

图 2-28　"运行"对话框

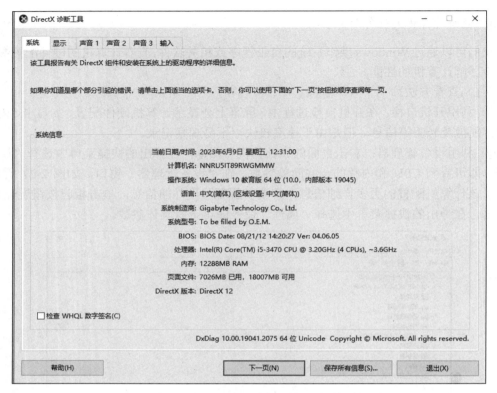

图 2-29 "DirectX 诊断工具"对话框

④ 安装独立的应用软件 CPU-Z（见图 2-30）、鲁大师、QQ 管家等也可查看计算机配置信息。

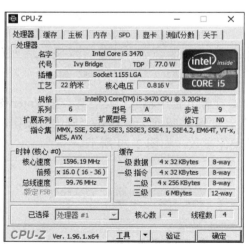

图 2-30 CPU-Z 界面

（2）请同学们打开自己的计算机，右击"此电脑"图标，在弹出的快捷菜单中选择"属性"命令，然后单击"设备管理器"按钮，打开"设备管理器"对话框，记录以下结果。

CPU 品牌、型号、主频、核心数：＿＿＿＿＿＿＿＿＿＿＿＿＿＿＿＿＿＿

内存容量：＿＿＿＿＿＿＿＿＿＿＿＿＿＿＿＿＿＿＿＿＿＿＿

显卡型号、采用总线：＿＿＿＿＿＿＿＿＿＿＿＿＿＿＿＿＿＿＿＿

网卡型号、采用总线：＿＿＿＿＿＿＿＿＿＿＿＿＿＿＿＿＿＿＿＿

实验二　计算机的性能指标和配置

一、实验目的

（1）熟悉计算机硬件系统的主要性能指标。

（2）了解计算机硬件配置的相关知识点。

二、实验内容

（1）认识计算机硬件性能指标的概念和参数。

（2）比较不同硬件配置对计算机性能的影响。

（3）配置适合自己需求的计算机。

三、实验步骤

1. 认识计算机主要硬件的主要性能指标

计算机硬件的性能指标各有侧重，在配置和购买时，需要首先掌握基本的性能指标参数，根据自己的需求和预算选择适合自己的硬件，以较高性价比获得最佳的计算机性能。具体性能指标参数可参考太平洋科技（www.pconline.com.cn）和中关村在线（www.zol.com.cn）等网站。

（1）中央处理器 CPU 的主要性能指标。

① 时钟频率。时钟频率是指 CPU 内部运行时钟的速度，单位是赫兹（Hz），时钟频率越高，CPU 处理数据的速度越快。

② 核心数和线程数。核心数和线程数决定了 CPU 可以同时处理的任务数量，多核心和多线程的 CPU 能够提供更高的并行处理性能。

③ 缓存容量。缓存容量是 CPU 内置的高速缓存，可以暂时存储并快速访问 CPU 需要的数据，较大的缓存容量意味着 CPU 能够更快地读取数据，提高计算机的整体性能。

④ 热设计功耗（TDP）。热设计功耗是 CPU 在满负荷时可能会达到的最高散热热量。通常情况下，较高的 TDP 意味着更高的性能，但也会导致更高的功耗和温度，可权衡利弊进行考量。

找寻一款预算内的 CPU，查看并填写表 2-1 的参数。

表 2-1　CPU 主要性能指标

预　　算	CPU 型号	时 钟 频 率	核心数和线程数	缓 存 容 量	热设计功耗

（2）内存的主要性能指标。

① 存储容量。存储容量是用来衡量存储器可以存储的二进制信息的位数，其容量越大，存储的信息就越多。对内存来说，用"存储单元个数×字长"表示，一般用字节表示，即字长是 8，如内存容量是 4GB，表示可以存储 4G×8 位数的二进制信息。

② 存储器类型。存储器一般都是 DDR 类型，即双倍速率类型（Double Data Rate）。从 DDR 到最新的 DDR5，每一代都不断改进。如 DDR4 相比 DDR3 最大的区别有：拥有 16bit 预取机制（DDR3 为 8bit），同样内核频率下理论运行速度是 DDR3 的两倍；拥有更可靠的传输规范，数据可靠性进一步提升；工作电压降为 1.2V，更节能。

③ 主频。主频和 CPU 主频一样，表示内存条运行的速度，以赫兹（Hz）为单位，时钟频率越高，处理数据的速度越快。

④ 存储速度。存储速度用来衡量存储器访问时间，即启动一次存储器操作（读或写）到完成该操作所需要的时间，用时越少，存储器的速度越快。高速缓冲存储器和内存都使用存储周期这一指标衡量存储速度，表明连续访问存储器时完成一次读/写操作需要的时间。例如，高速缓冲存储器的存储周期是 1ns，内存的储存周期是 10ns。

找寻一款预算内的内存条，查看并填写表 2-2 的参数。

表 2-2　内存主要性能指标

预　　算	内存条型号	存 储 容 量	存储器类型	主　　频

（3）外存的主要性能指标。

① 存储容量。和内存一样，存储容量用来衡量存储器可以存储的二进制信息的位数，容量越大，存储的信息就越多。外存都用字节表示，如 500GB 的固态硬盘、10TB 的机械硬盘、25GB 的蓝光光盘、32GB 的 U 盘等。

② 转速。转速是机械硬盘内电机主轴的旋转速度，也就是硬盘盘片在一分钟内所能完成的最大转数。转速的快慢是标示硬盘档次的重要参数，也是决定硬盘内部传输率的关键因素之一，在很大程度上直接影响到硬盘的速度。硬盘转速以每分钟多少转表示，单位表示为 RPM。

③ 数据传输率。数据传输率是指单位时间访问存储器读/写的数据量。对机械硬盘来说，数据传输率等于磁盘的转速乘以磁道的容量。

④ 缓存。硬盘的缓存是硬盘与外部总线交换数据的场所，是硬盘内部存储和外界接口之间的缓冲器。由于硬盘的内部数据传输速度和外界界面传输速度不同，缓存在其中起到一个缓冲的作用。缓存的大小与速度是直接关系到硬盘传输速度的重要因素，缓存越大则越能提高硬盘的整体性能。

找寻一款预算内的硬盘，查看并填写表 2-3 的参数。

表 2-3　硬盘主要性能指标

预　算	硬 盘 型 号	存 储 容 量	转　速	数据传输率	缓　存

（4）主板的主要性能指标。

① 主板尺寸和插槽类型。主板的尺寸和插槽类型是其最基本的性能指标。不同尺寸和插槽类型的主板适用于不同类型的处理器、内存、扩展卡等硬件设备。

② 芯片组和 BIOS。芯片组和 BIOS 也是主板的重要性能指标。高质量的芯片组和最新的 BIOS 可以提供更稳定可靠的系统运行。

③ 支持的 CPU 型号和数量。主板支持的 CPU 型号和数量与其性能密切相关。支持更快的处理器和更多的处理器核心可以提高计算机的整体性能。

④ 支持的内存类型、插槽数量和通道。主板支持的内存类型、插槽数量和通道都会影响计算机的性能。大容量的高速内存可以提供更快的数据传输速度和更高的运行效率。

⑤ 硬盘接口类型和数量。主板上的硬盘接口类型和数量也会影响计算机的性能。更快的硬盘接口和更多的接口数量可以提高硬盘访问速度和数据传输速度。

⑥ 扩展插槽类型和数量。主板上的扩展插槽可用于安装各种扩展卡，如显卡、声卡、网卡等。支持更多类型和数量的扩展插槽可以提高计算机的适用范围和灵活性。

找寻一款预算内的主板，查看并填写表 2-4 的参数。

表 2-4　主板主要性能指标

预算	主板型号	主板尺寸和插槽类型	芯片组和 BIOS	支持的 CPU 型号和数量	支持的内存类型、插槽数量和通道	硬盘接口类型和数量	扩展插槽类型和数量

（5）显卡的主要性能指标。

① 显卡类型。显卡有独立显卡和集成显卡两种类型。独立显卡性能更加强大，适合大型游戏和图形处理，而集成显卡则更加节能，适合办公使用。

② 显存容量。显存是显卡中存储图像数据的内存空间，显存容量直接影响显卡的性能。一般来说，显存容量越大，显卡处理越流畅，可以支持更高分辨率和更复杂的图像处理等。

③ 显存类型。像内存条类型一样，显卡类型使用 GDDR 标识，全称是 Graphics Double Data Rate，是显卡的缓存。例如，GDDR6 相比前一代，性能提升了，而工作电压和功耗都降低了。

④ 核心频率。显卡核心频率是指显卡中处理器的时钟速度，即单位时间内处理器处理数据的次数。核心频率越高，显卡的性能就越强。

⑤ 显存频率。显存频率是指显存处理器的速度，也就是显存中的数据读写速度。显存频率越高，显卡的读写速度就越快，图像渲染就越流畅。

⑥ 接口类型。显卡接口类型包括 PCI-E x16、AGP 和 PCI 等。PCI-E x16 是目前主流显卡使用的接口类型，具有带宽大、传输速度快等特点。

找寻一款预算内的显卡，查看并填写表 2-5 的参数。

表2-5　显卡主要性能指标

预　算	显卡类型	显存容量	显存类型	核心频率	显存频率	接口类型

（6）显示器的主要性能指标。

① 分辨率。分辨率是指显示屏上可以显示的像素的数量，用来衡量显示质量，用每行光点数乘以行数表示，如1920×1080，表示每行有1920个光点，一共有1080行。分辨率越高，图像越清晰，但需要更高的显卡性能。

② 显示屏尺寸。显示屏尺寸是指屏幕对角线的尺寸，用英寸表示，一般在22英寸到32英寸之间。普通显示器屏幕尺寸长和宽的比例是4∶3，宽屏显示器是16∶9或16∶10。显示器的外观有平面屏、曲面屏之分，曲面屏可以提供更加沉浸式的视觉体验。

③ 亮度、对比度和HDR。亮度是指显示器的最大亮度，单位是cd/m²。对比度是指黑白色差异程度，即最大亮度（全白）与最小亮度（全黑）的比值，高对比度意味着较高的亮度及色彩艳丽程度。HDR（高动态范围）技术可以提供更高的亮度和对比度，以呈现更加逼真的图像。

④ 刷新率。刷新率是指屏幕上像素每秒更新的次数，例如60Hz或144Hz，刷新率越高，图像变化越流畅。还可进一步分为水平刷新频率和垂直刷新频率，水平刷新频率又称行频，垂直刷新频率又称帧频，即每秒更新的画面数。游戏和动作类应用场景通常需要更高的刷新率。

⑤ 响应时间。响应时间是指显示器对输入信号的反应速度，也可理解为像素从一个颜色到另一个颜色所需的时间，通常以毫秒（ms）为单位。响应时间越短，画面切换和动态视频场景中的画面变化就会越流畅；反之，响应时间越长，则所显示的图像就会越迟缓。

⑥ 可视角度。可视角度是指用户从不同角度观看屏幕时能够看到清晰图像的角度，可视角度越大，说明显示器的适应性越好，视角越大，图片越清晰，适用于多人观看。一般的LCD和LED显示器的可视角度都能够满足人们的日常需求。

找寻一款预算内的显示器，查看并填写表2-6的参数。

表2-6　显示器主要性能指标

预　算	显示器型号	分　辨　率	显示屏尺寸	亮度对比度和HDR	刷　新　率	响应时间	可视角度

2. 配置个人计算机

个人计算机主要有笔记本计算机和台式计算机两种，笔记本计算机方便携带，提供了更好的整体解决方案；台式计算机的硬件技术更成熟，有更高的性价比和可升级性，同等价格下，台式计算机比笔记本计算机的配置更好。若要在两者之间选择，首先取决于自己的需求，如果对性能要求较高，且没有太高的移动性能要求，可以优先选择台式计算机；反之，建议选择笔记本计算机。

关于台式计算机，组装计算机又逐渐抢占了品牌计算机的市场。组装计算机就是用户根据自己的需求，为了让计算机能更好地胜任某方面的需求，如专业需求、游戏需求、商务办公需求、家居使用需求等，自行配置的硬件组合，不同需求下组装的计算机性能也不尽相同。品牌计算机要维护品牌，宣传推广等，因此价格较高，所以在性能配置方面，同价位的组装计算机一般比品牌计算机好，但两者没有绝对的优劣之分，重要的是根据自己的需求来选择。

如何选择适合自己的组装计算机呢？我们可以参考一下大多数用户对计算机的常见用途。

（1）娱乐办公。如聊天、浏览网页、听音乐、看电影、办公和收发邮件等。娱乐办公对计算机配置的要求不同，总体花费比较低，可以选择稍差一些的处理器和内存，中低端独立显卡或集成显卡也基本够用，可以用省下来的钱买一台高分辨率的显示器和音效更好的耳机或音响等。

（2）专业需求。如机电工程设计、建筑设计、道路桥梁设计、平面设计、动画制作等专业应用，经常使用 CAD、3DMark、US Animation 等制图或视频编辑软件，在后期渲染和编码生成时，对 CPU 和 GPU 的要求比较高，建议在预算内首先尽可能选择更好的处理器和显卡，其次选择多条内存，能很好地帮助用户远离后期渲染时的卡顿问题。硬盘最好是 SSD 固态硬盘加机械硬盘组合，性价比更高，保证开机速度快的同时又能保证存储足够多的制图文件。

（3）电子竞技。电子竞技是在信息技术营造的虚拟环境中，有组织进行的人与人之间的智力对抗，是一种新型的体育项目。电子竞技对计算机配置的总体要求更高，除了选择顶级的处理器、显卡和内存外，选手和玩家们还很注重炫酷的外观，因此对键盘、鼠标、机箱、耳机等都有较高要求，甚至对座椅都有要求。

因此，最终如何选择，用户可根据自己的需求决定，购买计算机硬件仅需遵循四字原则"按需选购"请将你想拥有的计算机配置清单填写在表 2-7 中。

表 2-7 计算机配置清单

硬 件 名 称	品 牌 型 号	参 考 价 格
CPU		
内存		
硬盘		
主板		
显卡		
显示器		
机箱		
散热器		
键盘+鼠标		
音箱/耳机		

第 3 章 操 作 系 统

实验一 Windows 10 基本操作与设置

一、实验目的

（1）掌握 Windows 10 基本操作。

（2）掌握 Windows 10 常用设置。

二、实验内容

（1）Windows 10 桌面的个性化设置。

（2）Windows 10 任务栏的使用及开始菜单的设置。

（3）Windows 10 窗口的基本操作。

（4）Windows 10 常用设置。

三、实验任务及步骤

1. Windows 10 基本操作

（1）桌面的个性化设置。

任务一：在桌面上显示"计算机""网络""回收站"图标，并更换"计算机"图标样式。

操作步骤如下。

① 右击桌面空白处，在弹出的快捷菜单中选择"个性化"命令，打开个性化设置界面，单击左侧的"主题"，单击界面右侧的"桌面图标设置"按钮，打开"桌面图标设置"对话框，如图 3-1 所示，选中"计算机""回收站""网络"复选框。

② 选定"此电脑"图标，单击"更改图标"按钮，打开如图 3-2 所示的"更改图标"对话框，选择想要的图标样式，单击"确定"按钮，即可完成"计算机"图标样式的更换。

任务二：取消桌面图标的"自动排列图标"功能，将桌面上的"回收站"图标移到右上角，并刷新桌面。

操作步骤如下。

① 右击桌面空白处，在弹出的快捷菜单中选择"查看"→"自动排列图标"命令，取消选中"自动排列图标"复选框。

② 选中"回收站"图标，用鼠标将图标拖放到桌面右上角。

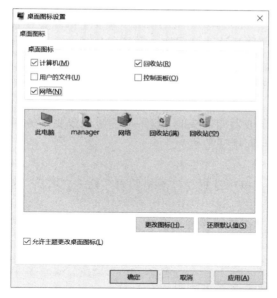

图 3-1 桌面图标设置

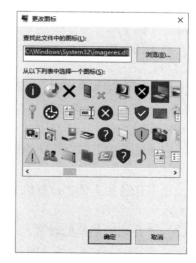

图 3-2 更改图标

③ 右击桌面空白处，在弹出的快捷菜单中选择"刷新"命令。

任务三：改变桌面主题并更换背景图片。

操作步骤如下。

① 右击桌面空白处，在弹出的快捷菜单中选择"个性化"命令，打开个性化设置界面，单击左侧的"主题"，在右侧主题列表中选择想要的主题。

② 单击"背景"图标，然后单击选择想要的背景图片。

任务四：查看当前的屏幕分辨率，确认是否为推荐设置，若不是则修改为推荐分辨率。

操作步骤如下。

① 右击桌面空白处，在弹出的快捷菜单中选择"显示设置"命令，打开系统设置屏幕界面。

② 查看当前显示器分辨率为＿＿＿＿＿＿＿＿，然后单击显示器分辨率下拉框，查看可选分辨率并选择"推荐"分辨率。

任务五：查看当前显示器的刷新频率、位深度和颜色格式。

操作步骤如下。

① 右击桌面空白处，在弹出的快捷菜单中选择"显示设置"命令，打开系统设置屏幕界面。

② 向下滑动滑动条或向下滚动鼠标，单击"高级显示设置"按钮，查看当前显示器刷新频率为＿＿＿Hz，位深度为＿＿位，颜色格式为＿＿＿＿。

（2）任务栏的使用。

任务一：设置任务栏"自动隐藏"并"锁定"任务栏。

操作步骤如下。

① 右击任务栏空白处，在弹出的快捷菜单中选择"任务栏设置"命令，在"设置个性化任务栏"界面中打开"在桌面模式下自动隐藏任务栏"开关。

② 右击任务栏空白处，在弹出的快捷菜单中选择"锁定任务栏"命令，使其为勾选状态。

任务二：调整任务栏在屏幕上的位置，将其移动到右侧，并增加宽度。

操作步骤如下。

① 右击任务栏空白处，取消"锁定任务栏"勾选状态，然后左键按住不放拖动任务栏到桌面右侧。

② 鼠标指向任务栏边沿，当鼠标指针变成双向箭头时，按住左键拖动改变任务栏宽度。

任务三：固定"计算机管理"程序图标到"任务栏"上。

操作步骤如下。

① 右击"开始"图标，在弹出的快捷菜单中选择"计算机管理"命令，打开"计算机管理"程序。

② 右击任务栏上的"计算机管理"程序图标，在弹出的快捷菜单中选择"固定到任务栏"命令。

（3）"开始"菜单的设置。

任务一：在"开始"菜单中显示更多磁贴并显示应用列表。

操作步骤如下

① 选择"开始"→"设置"命令，单击"个性化"图标，在设置个性化界面左侧单击"开始"，然后在右侧区域打开"在'开始'菜单上显示更多磁贴"开关。

② 在上一步相同界面打开"在'开始'菜单中显示应用列表"开关。

任务二：将"Windows 附件"中的"计算器"程序固定到"开始"屏幕中。

操作步骤如下。

① 选择"开始"→"Windows 附件"命令，找到"计算器"程序。

② 右击"计算器"程序，在弹出的快捷菜单中选择"固定到'开始'屏幕"命令。

（4）窗口的基本操作。

任务：双击桌面"此电脑"图标，完成如下操作。

① 调整窗口。使用最小化按钮、最大化按钮/向下还原按钮，调整窗口大小。

② 选择工具栏上的"查看"命令，勾选或取消菜单中的"详细信息窗格""预览窗格"，观察窗口有何变化；下拉"导航窗格"，勾选或取消"导航窗格"，观察窗口变化。

③ 按组合键 Alt+空格键打开控制菜单，进行窗口相关操作。

（5）创建桌面快捷方式。

任务一：在桌面上为 C:\Windows\System32\下的程序 calc.exe 创建快捷方式，并命名为"计算器"。

操作步骤如下。

① 右击桌面空白处，在弹出的快捷菜单中选择"新建"→"快捷方式"命令，打开"创建快捷方式"对话框，如图 3-3 所示。

② 单击"浏览"按钮，在对话框中找到 C:\Windows\System32\下的程序 calc.exe，选中后单击"确定"按钮，再单击"下一步"按钮，然后输入快捷方式名称为"计算器"，单击"完成"按钮。

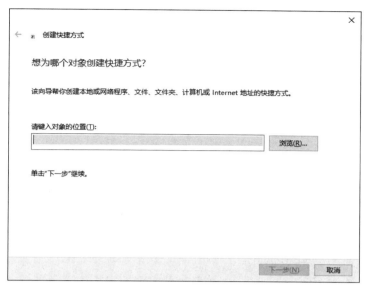

图 3-3　创建快捷方式

任务二：用鼠标拖动的方法，为 Windows 附件中的"计算器"程序创建桌面快捷方式。操作步骤如下。

① 选择"开始"→"Windows 附件"命令，找到"计算器"程序。

② 选中"计算器"程序图标，拖动到桌面上即可。

任务三：在 D 盘根目录下创建"测试"文件夹，通过快捷菜单命令，为"测试"文件夹创建桌面快捷方式。

操作步骤如下。

① 桌面双击"此电脑"图标，双击 D 盘进入 D 盘根目录，右击 D 盘空白处，在弹出的快捷菜单中选择"新建"→"文件夹"命令，并将文件夹命名为"测试"。

② 右击"测试"文件夹，在弹出的快捷菜单中选择"发送到"→"桌面快捷方式"命令即可。

（6）任务管理器的使用。

任务一：用几种不同的方式启动任务管理器，了解任务管理器的功能。

方法 1：右击任务栏空白处，在弹出的快捷菜单中选择"任务管理器"命令。

方法 2：按 Shift+Ctrl+Esc 组合键。

方法 3：按 Ctrl+Alt+Delete 组合键，然后选择"任务管理器"命令。

方法 4：右击"开始"图标，在弹出的快捷菜单中选择"任务管理器"命令。

任务二：启动"画图"程序，然后打开"Windows 任务管理器"窗口，记录下列信息。

系统进程数：_____。

CPU 使用率：_____。

内存使用率：_____。

画图程序的进程 ID（PID）：_____。

操作步骤如下。

① 选择"开始"→"Windows 附件"→"画图"命令，打开"画图"程序窗口。

② 右击任务栏空白处，在弹出的快捷菜单中选择"任务管理器"命令，打开"任务管理器"窗口，单击"性能"标签，即可查看系统进程数、CPU 使用率和内存使用率，如图 3-4 所示。

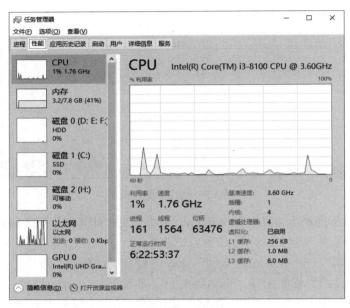

图 3-4　Windows 任务管理器

③ 单击"进程"标签，然后右击"画图"应用，在弹出的快捷菜单中选择"转到详细信息"命令，即可查看画图程序的 PID。

任务三：通过"任务管理器"终止"画图"程序的运行。

操作步骤如下。

在"任务管理器"窗口中，单击"进程"标签，选定"画图"程序，单击"结束任务"按钮即可。

（7）常用快捷键及其操作。

任务：练习使用表 3-1 中的常用快捷键。

表 3-1　Windows 10 常用的快捷键

快　捷　键	执行的操作
Alt+Tab	在打开的应用之间进行切换
Alt+F4	关闭活动项，或者退出活动应用
Alt+Esc	按项目打开顺序循环浏览，不包括最小化项
Alt+空格键	打开活动窗口的快捷菜单
Ctrl+A	选择文档或窗口中的所有项目
Ctrl+C	复制选定项
Ctrl+V	粘贴选定项

续表

快 捷 键	执行的操作
Ctrl+X	剪切选定项
Ctrl+Z	撤销操作
Ctrl+Y	恢复操作
Windows 徽标键+L	锁定你的电脑
Windows 徽标键+D	显示和隐藏桌面
F2	重命名所选项目
F3	在文件资源管理器中搜索文件或文件夹
F5	刷新活动窗口
Ctrl+Shift+Esc	打开任务管理器
Ctrl+空格键	打开或关闭中文输入法编辑器（IME）
Shift+Delete	删除选定项，无须先移动到回收站
Ctrl+D（或 Delete）	删除选定项，将其移至回收站

2. Windows 10 常用设置

（1）启动进入设置界面。

任务：打开"设置"窗口。

操作步骤：选择"开始"→"设置"命令，如图 3-5 所示。

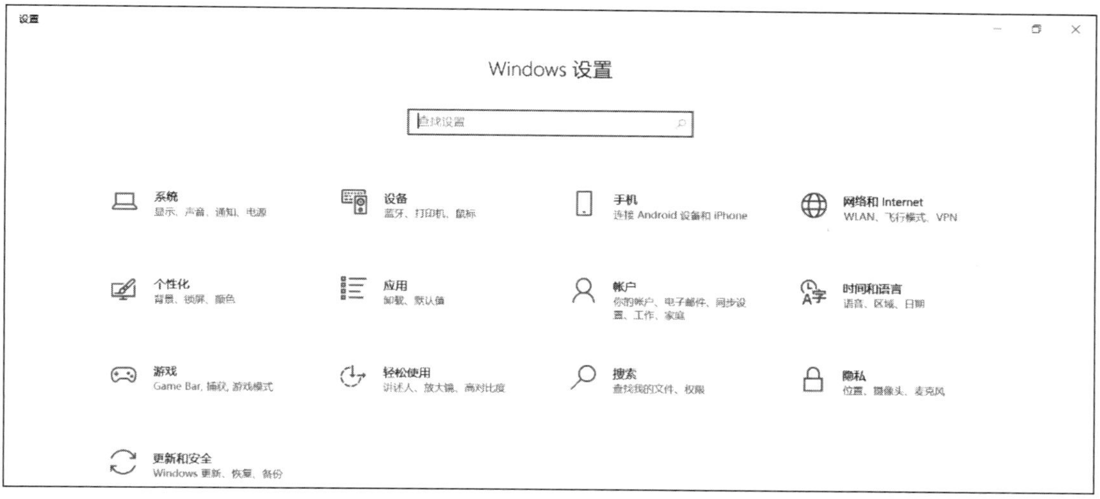

图 3-5 Windows 设置界面

（2）系统和设备信息查看。

任务一：查看并记录下列系统信息。

设备名称：_____。

处理器型号：_____。

内存容量：_____。

Windows 版本及版本号：_____。

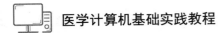
操作步骤：选择"开始"→"设置"命令打开"设置"界面，单击"系统"按钮，单击左侧"关于"项，即可在右侧窗口界面中查看相关信息，如图 3-6 所示。

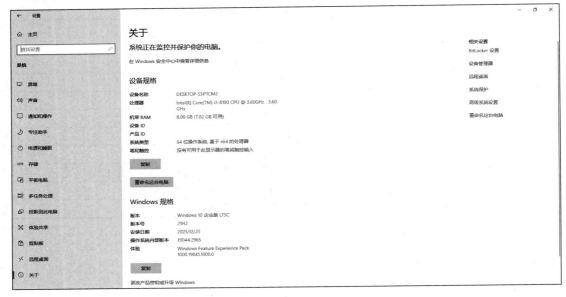

图 3-6　系统和设备基本信息

任务二：进入"设备管理器"查看并记录下列信息：

磁盘驱动器的型号：_____。

网络适配器的型号：_____。

显示适配器的型号：_____。

操作步骤：右击"开始"图标，在弹出的快捷菜单中选择"设备管理器"命令，在打开的"设备管理器"窗口中查看相关信息，如图 3-7 所示。

图 3-7　Windows 设备管理器

（3）日期和时间设置。

任务：查看系统的短日期、长日期、短时间、长时间格式。

操作步骤：选择"开始"→"设置"命令，打开"设置"窗口，单击"时间和语言"按钮，如图 3-8 所示，然后在界面右侧选择"日期、时间和区域格式设置"命令，即可查看相关信息，如图 3-9 所示。

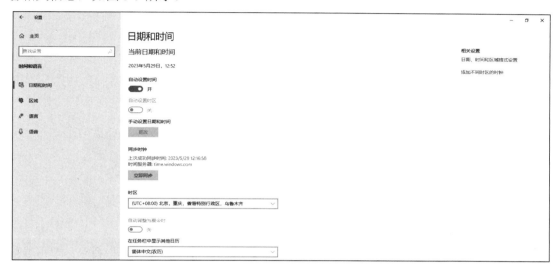

图 3-8　"时间和日期"界面

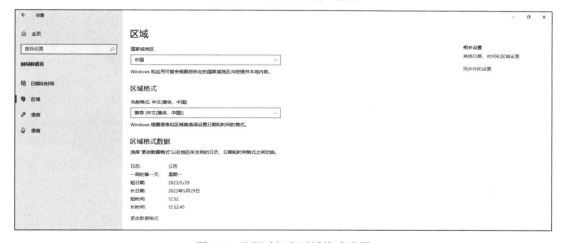

图 3-9　日期时间和区域格式设置

实验二　Windows 10 文件及磁盘管理

一、实验目的

（1）掌握文件及文件夹的常用操作。

医学计算机基础实践教程

（2）掌握磁盘管理的基本方法。

二、实验内容

（1）文件及文件夹的创建、复制、移动、重命名、删除、恢复等操作。
（2）磁盘管理工具的使用。

三、实验步骤

1. 文件及文件夹的常用操作

（1）"文件资源管理器"的使用。

任务一：启动"文件资源管理器"，查看计算机硬盘内容，并记录 C 盘信息。

文件系统：_____。

己用空间：_____。

可用空间：_____。

总容量：_____。

操作步骤如下。

① 右击"开始"图标，在弹出的快捷菜单中选择"文件资源管理器"命令，单击导航窗格中的"此电脑"图标，如图 3-10 所示。

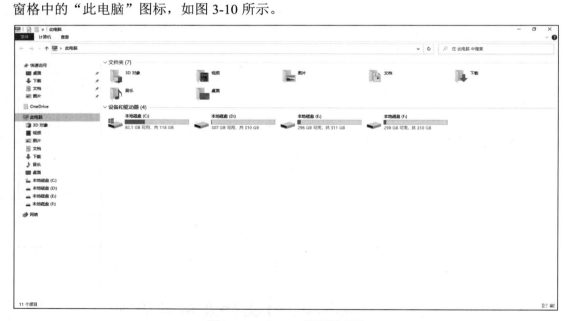

图 3-10　Windows 资源管理器

② 在窗口右侧右击 C 盘，在弹出的快捷菜单中选择"属性"命令，打开属性窗口，在"常规"选项卡中即可查看 C 盘信息。

任务二：分别用大图标、小图标、列表、详细信息等方式浏览 C 盘根目录，观察各种显示方式的区别。

操作步骤如下。

右击"开始"图标，在弹出的快捷菜单中选择"文件资源管理器"命令，单击导航窗格中的 C 盘，然后单击"查看"菜单，再用鼠标左键单击"大图标、小图标、列表、详细信息"命令，查看显示效果。

任务三：分别用名称、修改日期、类型、大小等方式，为 C 盘根目录中的文件和文件夹排序，观察不同排序方式的区别。

操作步骤如下。

右击"开始"图标，在弹出的快捷菜单中选择"文件资源管理器"命令，或在窗口右侧双击打开 C 盘根目录，单击"查看"选项卡，单击下拉菜单栏中的"排序方式"按钮，分别选择不同的排序方式查看显示效果。

（2）新建文件或文件夹。

任务：在 C 盘根目录下创建如图 3-11 所示的文件目录结构，然后在 MyDocs 文件夹中创建名为"测试.txt"的文本文档。

操作步骤如下。

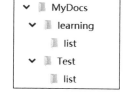

图 3-11　目录结构图

① 右击"开始"图标，在弹出的快捷菜单中选择"文件资源管理器"命令，双击导航窗格中的 C 盘，在窗口右侧空白处右击，在弹出的快捷菜单中选择"新建"→"文件夹"命令，并将文件夹命名为 MyDocs。

② 双击"MyDocs"文件夹，打开文件夹后，在窗口右侧空白处右击，在弹出的快捷菜单中选择"新建"→"文本文档"命令，并将新建的文本文档命名为"测试.txt"。

（3）文件夹选项设置。

任务一：打开 C 盘根目录下任一文件夹，显示当前目录下所有文件及文件夹，然后将文件的"扩展名"分别设置为"显示"或"隐藏"，观察不同设置的显示变化。

操作步骤如下。

① 右击"开始"图标，在弹出的快捷菜单中选择"文件资源管理器"命令，双击打开导航窗格中的 C 盘，然后双击 C 盘根目录下任一文件夹，打开文件夹后，单击"查看"选项卡，单击"选项"按钮，打开"文件夹选项"对话框。

② 单击"查看"选项卡，选中"显示隐藏的文件、文件夹和驱动器"单选按钮，然后取消选中"隐藏已知文件类型的扩展名"复选框，单击"确定"按钮，即可显示出文件的扩展名，如图 3-12 所示。

③ 按同样的方法，打开"文件夹选项"对话框，选中"隐藏已知文件类型的扩展名"复选框，即可隐藏文件的扩展名。

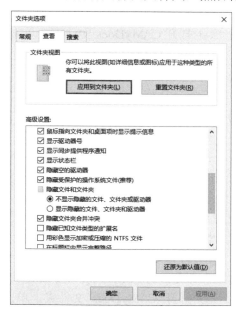

图 3-12　"文件夹选项"对话框

任务二：在 C 盘根目录，设置文件夹属性为"不显示隐藏的文件、文件夹和驱动器"，新建"测试.txt"文档，设置"测试.txt"为"隐藏"属性，然后设置文件夹属性为"显示隐藏的文件、文件夹和驱动器"，查看设置前后文件夹显示变化。

操作步骤如下。

① 右击"开始"图标，在弹出的快捷菜单中选择"文件资源管理器"命令，双击打开导航窗格中的 C 盘，单击"查看"选项卡，单击"选项"按钮，打开"文件夹选项"对话框，单击"查看"选项卡，选中列表框中的"不显示隐藏的文件、文件夹或驱动器"单选按钮，单击"确定"按钮。然后在窗口右侧空白处右击，在弹出的快捷菜单中选择"新建"→"文本文档"命令，并将新建的文本文档命名为"测试.txt"。

② 右击"测试.txt"文档，在弹出的快捷菜单中选择"属性"命令，打开"属性"对话框，选中"常规"选项卡下的"隐藏"复选框，单击"确定"按钮，观察文件夹显示变化。

③ 单击"查看"选项卡，单击"选项"按钮，打开"文件夹选项"对话框，单击"查看"选项卡，选中列表框中的"显示隐藏的文件、文件夹和驱动器"单选按钮，单击"确定"按钮。观察文件夹显示变化。

（4）文件或文件夹的复制、移动及重命名。

任务一：利用菜单操作，将 C:\MyDocs 中的"测试.txt"文件分别复制到 C:\MyDocs\Test 文件夹和 C:\MyDocs\Test\list 文件夹中。

操作步骤如下。

打开 C:\MyDocs 文件夹，选中"测试.txt"文件，单击"主页"选项卡中的"复制"按钮，然后进入要粘贴的文件夹，然后单击"主页"选项卡中的"粘贴"按钮即可。

任务二：利用组合键操作，将 C:\MyDocs 中的"测试.txt"文件分别复制到 C:\MyDocs\learning 文件夹和 C:\MyDocs\learning\list 文件夹中。

操作步骤如下。

① 打开 C:\MyDocs 文件夹，单击选中"测试.txt"文件，按 Ctrl+C 快捷键复制文件。

② 分别打开 C:\MyDocs\learning 文件夹和 C:\MyDocs\learning\list 文件夹，并按 Ctrl+V 快捷键粘贴文件即可。

任务三：将 C:\MyDocs\中的 Test 文件夹移动到 C:\MyDocs\learning 文件夹中，要求移动整个文件夹，即使 Test 文件夹成为 learning 文件夹的子文件夹。

操作步骤如下。

打开 C:\MyDocs 文件夹，右击 Test 文件夹，在弹出的快捷菜单中选择"剪切"命令，双击打开 learning 文件夹，在空白处右击，在弹出的快捷菜单中选择"粘贴"命令。

任务四：将 C:\MyDocs\learning 下的 Test 文件夹更名为 training，然后将 C:\MyDocs 中的文件"测试.txt"更名为"test.dat"。

操作步骤如下。

① 打开 C:\MyDocs\learning 文件夹，右击 Test 文件夹，在弹出的快捷菜单中选择"重命名"命令，输入 training，按 Enter 键确认修改即可。

② 打开 C:\MyDocs 文件夹，单击"查看"选项卡，单击"选项"按钮，打开"文件夹选项"对话框，单击"查看"选项卡，取消选中"隐藏已知文件类型的扩展名"复选框。

右击"测试.txt"文件，在弹出的快捷菜单中选择"重命名"命令，输入"test.dat"，按 Enter 键确认修改，在弹出的"重命名"对话框中单击"是"按钮即可。

（5）设置文件或文件夹的属性。

任务：查看 C:\MyDocs\test.dat 文件的属性，并把它设置为"只读"和"隐藏"状态，将 C:\MyDocs\learning 目录中的 training 文件夹及其子文件夹和文件的属性设置为"隐藏"状态。

操作步骤如下。

① 打开 C:\MyDocs 文件夹，右击 test.dat 文件，在弹出的快捷菜单中选择"属性"命令，在弹出的"属性"对话框中选中"只读"和"隐藏"复选框，单击"确定"按钮即可。

② 打开 C:\MyDocs\learning，右击 training 文件夹，在弹出的快捷菜单中选择"属性"命令，在弹出的"属性"对话框中选中"隐藏"复选框，单击"确定"按钮，在弹出的"确认属性更改"对话框中选中"将更改应用于此文件夹、子文件夹和文件"单选按钮，单击"确定"按钮即可。

（6）文件或文件夹的删除和恢复。

任务一：删除 C:\MyDocs 文件夹中的"测试.txt"文件及 C:\MyDocs\learning 下的 list 文件夹到回收站。

操作步骤如下。

① 打开 C:\MyDocs 文件夹，在窗口右侧选中"测试.txt"文件，按 Delete 键即可删除。

② 打开 C:\MyDocs\learning 文件夹，在窗口右侧选中 list 文件夹，按 Delete 键删除。

任务二：从"回收站"中恢复已删除的 list 文件夹，然后将其永久删除。

操作步骤如下。

① 双击桌面的"回收站"图标，打开回收站窗口，选中 list 文件夹，在菜单栏的"回收站工具"选项卡中单击"还原选定的项目"按钮，即可恢复。

② 打开 C:\MyDocs\learning 文件夹，选中 list 文件夹，按 Shift+Delete 快捷键，在弹出的"删除文件夹"对话框中单击"是"按钮，即可永久删除该文件夹。

（7）文件夹和文件的搜索。

任务一：查找 C 盘上所有扩展名为 txt 的文件。

操作步骤如下。

打开文件资源管理器，在导航窗格中选中 C 盘，在搜索框中（"在 C:中搜索"），输入搜索内容"*.txt"，按 Enter 键开始搜索，搜索结束后，结果会显示在窗口右侧。

任务二：搜索 C:\Windows\System32 文件夹中名为 mspaint.exe 的系统应用程序。

操作步骤如下。

打开文件资源管理器，在导航窗格中选中 C:\Windows\System32 文件夹，在"搜索框"中输入搜索内容"mspaint.exe"，按 Enter 键开始搜索，搜索结束后，结果会显示在窗口右侧。

2. 磁盘管理操作

任务一：观察当前系统中磁盘的分区信息。

操作步骤如下。

（1）右击"开始"图标，在弹出的快捷菜单中选择"计算机管理"命令。

（2）在打开的"计算机管理"窗口中，通过左侧导航窗格选择"存储"→"磁盘管理"命令，在窗口中间就会显示各磁盘分区信息，如图 3-13 所示。

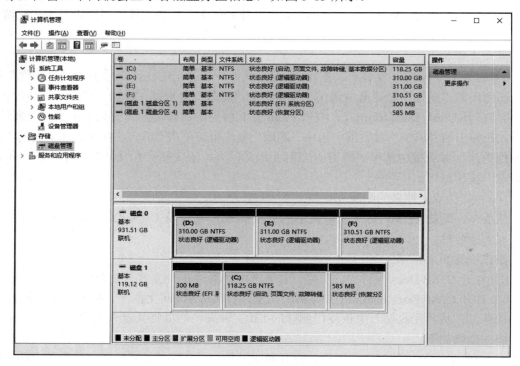

图 3-13　磁盘分区信息图

任务二：用"磁盘清理"程序，对 C 盘进行清理，查看清理下列文件后可释放的磁盘空间大小。

已下载的程序文件：_____。

Internet 临时文件：_____。

回收站：_____。

缩略图：_____。

操作步骤如下。

（1）选择"开始"→"Windows 管理工具"→"磁盘清理"命令，打开磁盘清理窗口。

（2）选择要清理的驱动器，下拉选择 C 盘，单击"确定"按钮，完成后会显示可删除文件的信息，如图 3-14 所示。

（3）选择要删除的文件选项，单击"确定"按钮，即可完成磁盘清理。

任务三：用"优化驱动器"程序，分析或优化 C 盘。

操作步骤如下。

（1）选择"开始"→"Windows 管理工具"→"碎片整理和优化驱动器"命令，打开"优化驱动器"程序窗口，如图 3-15 所示。

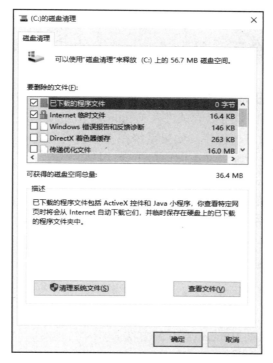

图 3-14　磁盘清理信息

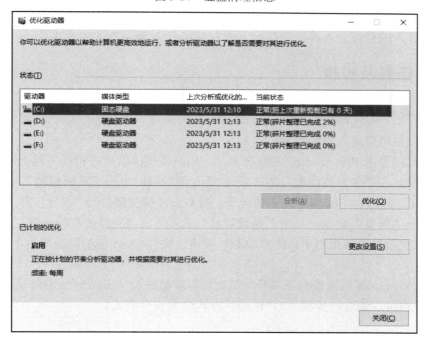

图 3-15　"优化驱动器"窗口

（2）选择 C 盘，单击"优化"按钮，即可进行驱动器优化。（注：系统默认启用按计划的节奏分析驱动器，并根据需要对其进行优化。）

实验三　Windows 10 的安全模式

当 Windows 10 无法正常工作时，我们应该考虑是否由最近的修改导致。为了缩小问题范围，确定引发故障的原因，可以尝试进入 Windows 10 的安全模式。在安全模式下，系统仅加载一组有限的文件和驱动程序，如果系统在安全模式下正常运行，则可以确认默认设置和基本驱动程序未出现故障，并在此环境下尝试排除故障。

通常情况下，Windows 10 提供了如下三种安全模式的选项：

（1）安全模式：使用最少的驱动程序和服务启动 Windows 10。

（2）带网络连接的安全模式：在安全模式的基础上加载了访问以太网和 USB 设备必须的驱动程序（注意：不支持无线网络连接）。

（3）带命令提示符的安全模式：在启动安全模式时打开命令提示符。

一、实验目的

掌握在安全模式下启动 Windows 10 的方法。

二、实验内容

在已经登入或处在登入界面的情况下进入 Windows 安全模式的方法。

三、实验任务及步骤

1. 进入启动设置界面

有四种途径可以进入启动设置：

（1）在已经登入 Windows 10 的情况下，按 Win+X 快捷键或右击任务栏上的开始按钮，打开超级菜单。在"关机或注销"中，按住 Shift 键的同时单击"重新启动"按钮。

（2）在已经登入 Windows 10 的情况下，按 Win+I 快捷键打开"设置"窗口，选择"更新和安全"→"恢复"命令，单击"高级启动"选项下的"立即重启"按钮。

（3）在登录界面单击右下角的"电源"按钮，按住 Shift 键的同时单击"重新启动"按钮。

（4）当 Windows 三次没有正常开关机时，将自动进入 Windows 恢复环境（WinRE）。在 WinRE 中也可以通过与步骤（2）相同的方式进入安全模式。

2. 进入 Windows 10 的安全模式

（1）在出现的界面中，依次分别单击"疑难解答"→"高级选项"→"启动设置"→"重新启动"按钮（见图 3-16）。

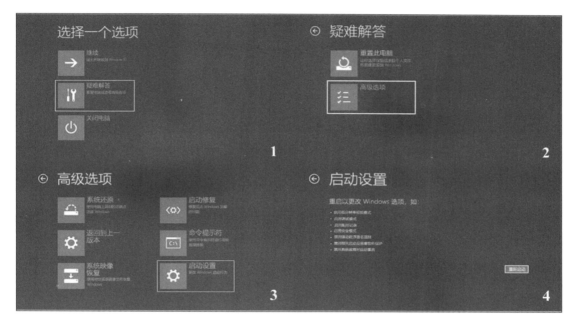

图 3-16　安全模式下的选项

（2）Windows 10 重新启动后，根据画面提示按下对应的按键，进入相应的安全模式，即可看到如图 3-17 所示的界面，安全模式下的 Windows 10，桌面的四个角落有"安全模式"字样，顶端中央显示系统的版本号。要退出安全模式，只需要关闭或重新启动计算机即可，Windows 下一次将正常启动。

图 3-17　安全模式下的 Windows 10

实验四　制作 Windows 10 安装介质

在使用 Windows 的过程中，可能会遇到系统无法启动以至于需要重新安装的问题，或者需要在其他计算机上安装 Windows。Windows 10 提供了一项媒体创建工具（Installation Media Creation Tool），可以引导没有 Windows 10 或者 Windows 10 不能正常启动的计算机进入其安装环境。要下载媒体创建工具，可以访问 https://www.microsoft.com/zh-cn/software-download/windows10。本实验将介绍通过媒体创建工具创建一个 Windows 10 安装介质（USB 闪存驱动器，即 U 盘或移动硬盘），并利用它进入 Windows 10 安装环境。

一、实验目的

掌握利用媒体创建工具创建 Windows 10 安装介质并使用。

二、实验内容

（1）创建 Windows 10 安装介质。
（2）从安装介质启动计算机并进入 Windows 10 安装环境。

三、实验任务及步骤

1. 下载并运行媒体创建工具以创建 Windows 10 安装介质

操作步骤如下。

（1）将空白或存储数据已备份的 U 盘或移动硬盘连接到计算机，启动媒体创建工具（需要管理员权限才能运行此工具）。

（2）同意许可条款后，选择"为另一台电脑创建安装介质"命令，选择相应的 Windows 10 版本（对于大多数计算机，都建议选择 64 位的 Windows，以充分利用硬件性能）。

（3）选择"USB 闪存驱动器"作为媒体介质，并点选相应的盘符（注意：此操作将首先格式化相应的设备，务必确保其中的数据已经备份）。

（4）等待媒体创建工具下载并将 Windows 10 安装程序写入介质之中。

2. 从安装介质启动计算机并进入 Windows 10 安装环境

操作步骤如下。

（1）使用安装介质，将其连接到计算机上并启动计算机，在 BIOS 界面（即开机时最先显示的界面）快速连按引导菜单键，进入引导设备选择界面。具体按键因主板厂商和品牌商不同，通常为 F12 键或 Esc 键，可以在 BIOS 界面上观察到文字提示（一般显示为"Boot Menu"）。

（2）选择与安装介质相对应的设备名称以从此启动。在安装 Windows 页面上，选择语言、时间和键盘首选项，单击"下一步"按钮，然后选择安装 Windows。在安装 Windows 10 的过程中，计算机会重启数次。如果在重启后计算机又进入了安装程序欢迎界面，而不是继续先前的安装过程，那么需要再次重启计算机并进入引导设备选择界面，选择之前 Windows 10 安装的存储驱动器。

第4章　计算机网络与应用

实验一　网络设置的查看和常用网络命令的使用

一、实验目的

（1）观察局域网的相关设置，加深对网络协议的理解。
（2）掌握常用网络命令的使用方法。

二、实验内容

（1）查看网络参数的配置。
（2）学习使用常用的网络命令。

三、实验任务及步骤

1. 网络设置的查看

任务一：查看网络适配器。
操作步骤如下。
（1）单击 Windows 10 左下角的"开始"菜单，然后单击"设置"按钮，在打开的"Windows 设置"窗口中，单击"网络和 Internet"按钮，如图 4-1 所示。

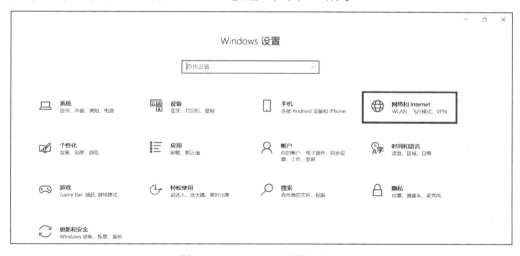

图 4-1　"Windows 设置"窗口

（2）在打开的网络状态窗口中，选择下方的"网络和共享中心"命令，打开"网络和共享中心"窗口，如图 4-2 所示。

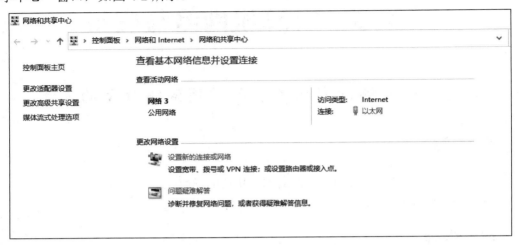

图 4-2 "网络和共享中心"窗口

（3）在如图 4-2 所示的窗口中单击"以太网"按钮，打开"以太网状态"对话框，如图 4-3 所示。

（4）单击左下方的"属性"按钮，打开"以太网属性"对话框，如图 4-4 所示。

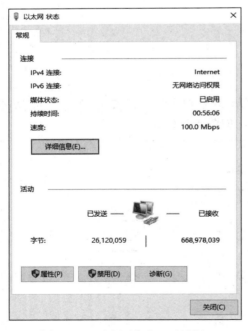

图 4-3 "以太网状态"对话框

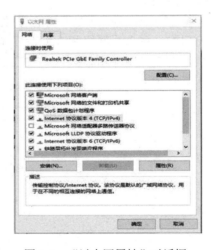

图 4-4 "以太网属性"对话框

（5）单击"配置"按钮，打开当前主机网络适配器属性窗口，如图 4-5 所示。

（6）选择"常规"选项卡，查看当前主机联网所用的网络适配器的具体信息，选择"驱动程序"选项卡，查看当前适配器的驱动程序信息，并记录观察结果。

网络适配器名称：_____。

网络适配器位置：_____。

网络适配器设备状态：_____。

网络适配器驱动程序文件路径：_____。

任务二：查看联网主机所用的网络协议和服务类型。

操作步骤如下。

（1）单击桌面右下角的▭图标，在打开的窗口中选择"网络和 Internet 设置"命令，如图 4-6 所示。

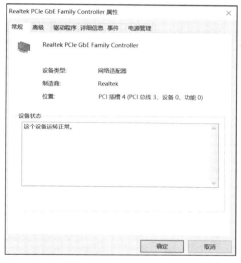

图 4-5　当前计算机网络适配器属性窗口

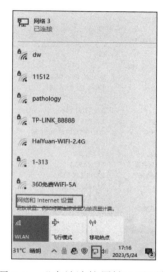

图 4-6　"本地连接属性"对话框

（2）在打开的网络状态窗口中，选择下方的"网络和共享中心"，如图 4-2 所示，打开"网络和共享中心"界面。

（3）单击"以太网"按钮，打开"以太网状态"对话框，如图 4-3 所示。

（4）单击"以太网状态"对话框中的"属性"按钮，打开"以太网属性"对话框，如图 4-4 所示。

（5）在"以太网属性"对话框中查看当前联网主机使用的网络协议以及安装的服务，并记录观察结果。

已安装的网络协议：_____。

已安装的服务：_____。

任务三：查看当前主机网络连接的详细信息和 IP 配置方式。

操作步骤如下：

（1）在如图 4-3 所示的"以太网状态"对话框中，单击"详细信息"按钮，打开"网络连接详细信息"界面，如图 4-7 所示。对照操作步骤，查看当前主机的 IP 地址、物理地址、子网掩码、默认网关、首选 DNS 服务器和备用 DNS 服务器等信息，并记录观察结果。

主机 IP 地址：＿＿＿＿＿＿＿＿＿＿＿＿＿＿＿＿＿＿＿＿＿。

物理地址：＿＿＿＿＿＿＿＿＿＿＿＿＿＿＿＿＿＿＿＿＿＿。

子网掩码：＿＿＿＿＿＿＿＿＿＿＿＿＿＿＿＿＿＿＿＿＿＿。

默认网关：＿＿＿＿＿＿＿＿＿＿＿＿＿＿＿＿＿＿＿＿＿＿。

首选 DNS 服务器：＿＿＿＿＿＿＿＿＿＿＿＿＿＿＿＿＿＿＿。

备用 DNS 服务器：＿＿＿＿＿＿＿＿＿＿＿＿＿＿＿＿＿＿＿。

（2）在如图 4-4 所示的"以太网属性"对话框中，选中"Internet 协议版本 4（TCP/IPv4）"复选框，单击"属性"按钮，打开"Internet 协议版本 4（TCP/IPv4）属性"对话框，如图 4-8 所示。

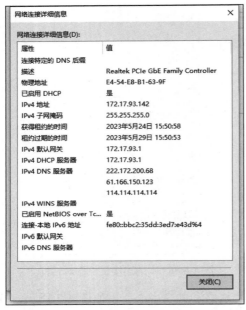

图 4-7 "网络连接详细信息"界面　　　　图 4-8 Internet 协议版本 4（TCP/IP4）属性

对照操作步骤，观察并记录当前主机的 IP 设置方式为：＿＿＿＿＿＿＿＿＿＿＿＿＿。在如图 4-8 所示的"Internet 协议版本 4（TCP/IP4）属性"对话框中，选中"使用下面的 IP 地址"单选按钮，如图 4-9 所示，并在文本框中输入相应的数据，IP 地址、子网掩码、网关和 DNS 可从网络管理员处获取。

任务四：查看计算机名和工作组。

操作步骤如下。

（1）右击桌面上的"此电脑"图标，在弹出的快捷菜单中选择"属性"命令，在打开的窗口中单击"高级系统设置"按钮，打开"系统属性"对话框，如图 4-10 所示。

（2）选择"计算机名"选项卡，在窗口中查看当前主机的计算机名和所在的工作组名称，并记录查看结果。

计算机名：＿＿＿＿＿＿＿＿＿＿＿。

工作组：＿＿＿＿＿＿＿＿＿＿＿。

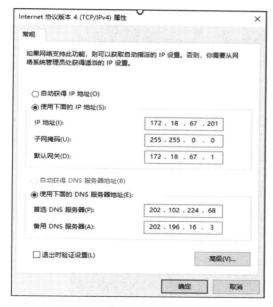

图 4-9 指定的 IP 地址设置

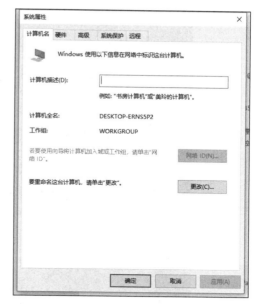

图 4-10 "系统属性"对话框

2. 计算机常用网络命令的使用

任务一：Ipconfig 命令的使用。

Ipconfig 命令用于显示当前主机的 TCP/IP 网络配置值、刷新动态主机配置协议（DHCP）和域名系统（DNS）设置。

使用方法如下。

（1）不带参数：Ipconfig。

（2）带参数：Ipconfig/all。

操作步骤如下。

（1）单击"开始"菜单，在搜索框里输入"cmd"，按 Enter 键，打开"命令提示符"界面，输入"Ipconfig"，并按 Enter 键。

（2）完成步骤（1）后，界面中将出现本机的 IP 地址、子网掩码、默认网关等基本配置信息，如图 4-11 所示。

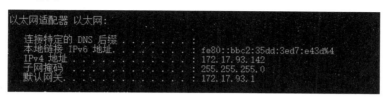

图 4-11 Ipconfig 命令结果显示

（3）在"命令提示符"界面中输入"Ipconfig/all"，按 Enter 键。

（4）界面中将出现本机的物理地址、IP 地址、子网掩码、默认网关、DNS 服务器、DHCP 服务器等详细配置信息，如图 4-12 所示。

图 4-12　Ipconfig/all 命令结果显示

任务二：ping 命令的使用。

ping 英文全称为"Packet Internet Groper"，意为"因特网包探测器"。因此，ping 命令可以用来测试两台主机之间的连通性，ping 命令是基于 ICMP 协议的，Ping 命令会向目标主机发送 ICMP 回送请求报文，并等待目标主机返回 ICMP 回答报文。源主机会根据从发送请求报文到收到回答报文之间的时间，判断源主机和目标主机之间的网络连通性及网络状况。

简单使用方法：

（1）ping +IP 地址

（2）ping +域名

操作步骤如下。

单击"开始"图标，在搜索框里输入"cmd"，按 Enter 键，打开"命令提示符"界面，输入"ping 127.0.0.1"或者"ping www.kyhyxy.com"，按 Enter 键。返回结果分别如图 4-13 所示，返回结果表明主机能与该 IP 地址或域名连接正常。若返回 Request timed out（请求超时）或者 Destination host unreachable（无法访问目标主机），如图 4-14 所示，则说明网络不通。

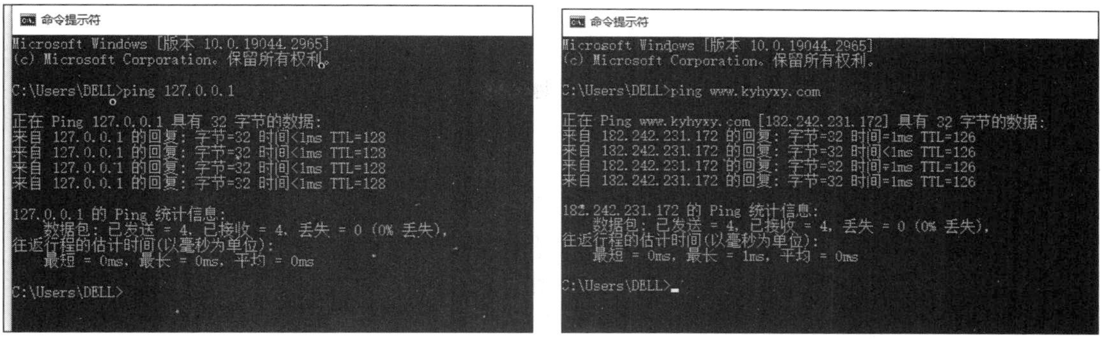

（a）　　　　　　　　　　　　　　　　　（b）

图 4-13　网络连通的 ping 命令结果显示

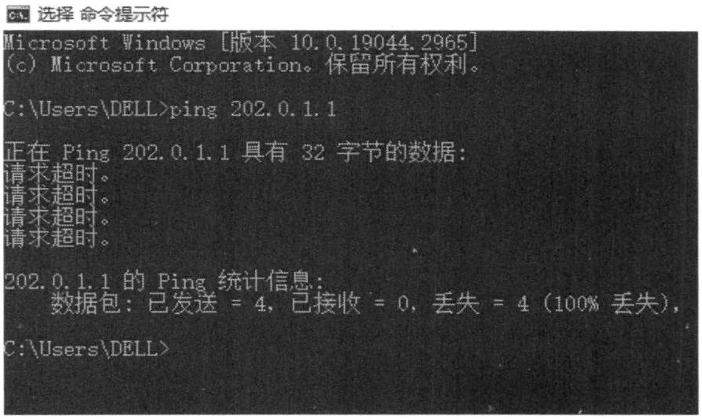

图 4-14　网络不通的 ping 命令结果显示

思考题

1．当前主机的 IP 地址由_____位二进制构成，IP 地址的表示方法被称为_____表示法，该地址属于_____类地址。

2．如果当前主机断网后重新连接成功，那么 IP 地址和物理地址都一定不发生变化吗？

3．要想查看联网主机的 IP 地址、物理地址、子网掩码、默认网关，有哪些方法可以实现？

4．如果手动配置 IP 地址，选择"使用下面的 IP 地址"，每台计算机的 IP 地址可以一样吗？

实验二　Internet 的应用

一、实验目的

（1）学会使用浏览器进行信息检索和浏览。

（2）熟练掌握常用搜索引擎的基本使用方法。

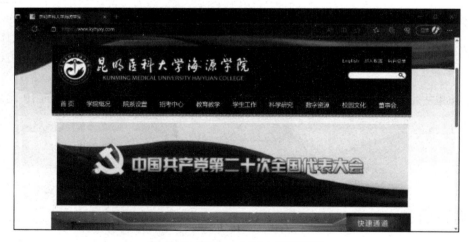

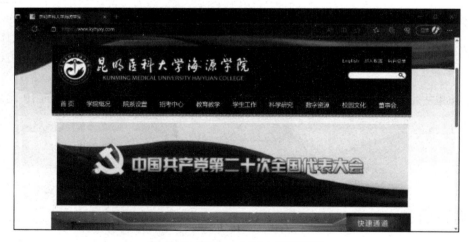

F5 键，重新建立网页连接。

（3）将页面添加到收藏夹。首先，打开要收藏的网页，在地址栏右侧选择"收藏夹（Ctrl+Shift+O）"→"将此页添加到收藏夹（A）"命令，即可将该网页添加到收藏夹中。

任务二：保存网页和图片信息。

查看网页会发现很多有用信息，这时可以保存整个网页，也可以只保存其中部分内容（如文本或图片）。

操作步骤如下。

（1）保存当前网页。单击浏览器右上方的"设置及其他"图标（由三个点组成），打开如图 4-16 所示的界面。选择"更多工具"→"将页面另存为"命令。

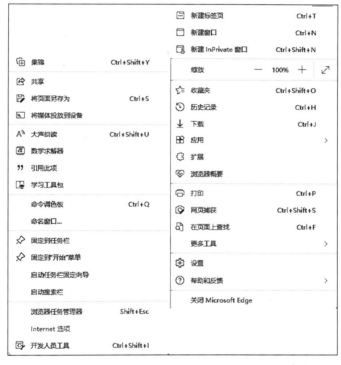

图 4-16　浏览器"更多工具"界面

这时会弹出如图 4-17 所示的"另存为"对话框，在该对话框中选择离线网页的保存位置、文件名和文件类型，单击"保存"按钮，即可完成网页的保存。

（2）网页捕获功能。单击浏览器右上方的"设置及其他"图标（由三个点组成），在下拉菜单中单击"网页捕获"选项，打开如图 4-18 所示的界面。选择类型"捕获区域"或"捕获整页"，单击即可开始捕获网页。

（3）图片保存与共享。右击图片，在弹出的快捷菜单中选择"图片另存为"命令，在打开的"另存为"对话框中选择图片保存的位置和名称，即可将图片保存下来。右击图片，在弹出的快捷菜单中选择"共享"命令，即可将该图片以链接、邮件等多种方式分享给他人。共享方式如图 4-19 所示。

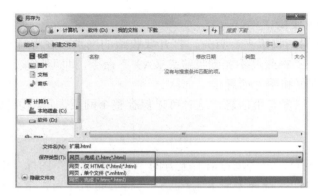

图 4-17　"网页另存为"界面

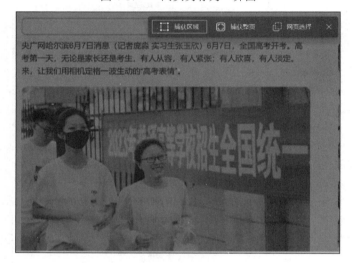

图 4-18　"网页捕获"界面

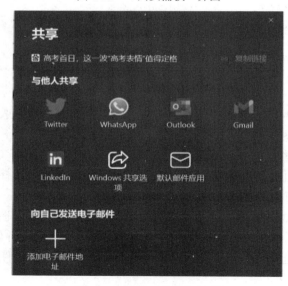

图 4-19　图片"共享"界面

2. 搜索引擎的使用

搜索引擎是工作于互联网上的一门检索技术，它旨在提高用户获取信息的速度，为用户提供更好的网络使用环境。用户常常通过浏览器来使用搜索引擎。常用的搜索引擎有百度、360、搜狗、Google（谷歌）、Bing（必应）等。这里主要介绍百度和 360 两种搜索引擎的使用方法。

任务一：用百度搜索引擎检索"习近平同志致云南大学建校一百周年的贺信"，并查看贺信内容。

操作步骤如下。

（1）进入百度搜索引擎界面：启动 Microsoft Edge 浏览器，在地址栏中输入 http://www.baidu.com，按 Enter 键打开百度搜索引擎，如图 4-20 所示。

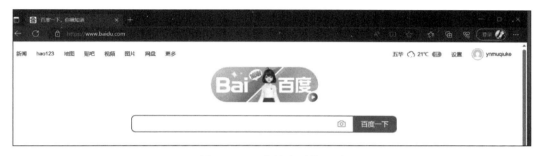

图 4-20　百度搜索引擎界面

（2）关键词检索，在搜索框里输入关键词，单击"百度一下"按钮，搜索结果如图 4-21 所示。打开第一条检索结果，即可查看贺信内容。

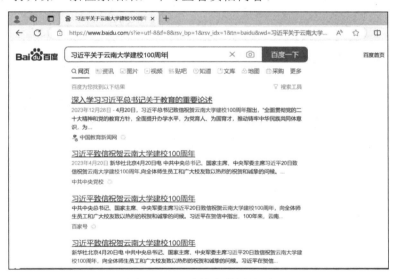

图 4-21　百度搜索结果界面

任务二：使用 360 搜索引擎登录中国知网，搜索"互联网在本专业（如护理专业）领域的应用"相关的文献资料。

操作步骤如下。

（1）进入 360 搜索引擎界面：启动 Microsoft Edge 浏览器，在地址栏中输入 https://www.so.com，按 Enter 键打开 360 搜索引擎，如图 4-22 所示。

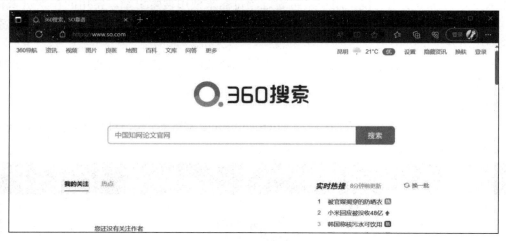

图 4-22 360 搜索引擎界面

（2）进入"中国知网"官方网站：在 360 搜索引擎的搜索框中输入关键词"中国知网官网"，单击"搜索"按钮，即可进入"中国知网"官方网站，如图 4-23 所示。

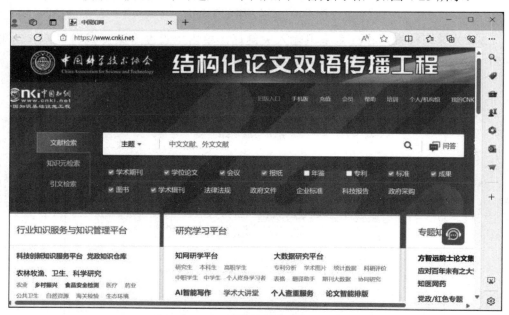

图 4-23 中国知网首页

（3）一框式检索：该检索方式提供的检索项有主题、关键词、篇名、作者、作者单位、分类号等，比如在网站首页搜索框内使用模糊搜索，输入检索词"互联网**护理"，单击"检索"按钮，即可得到如图 4-24 所示的检索结果。

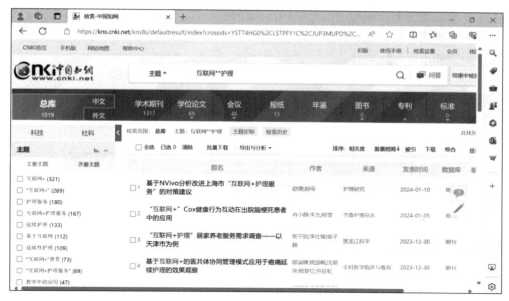

图 4-24　中国知网搜索结果页面

（4）高级检索：在中国知网首页搜索框右侧，单击"高级搜索"按钮，即可进入高级搜索选项的设置，如图 4-25 所示。通过高级检索，设置更加详细和具体的检索条件，可以将搜索的结果限制在更小的范围内，检索更精准快捷。

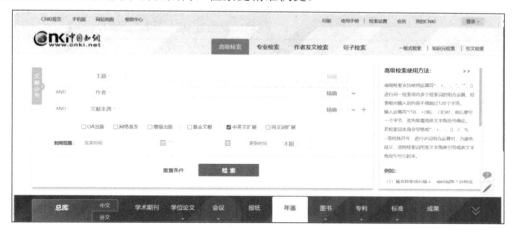

图 4-25　中国知网高级搜索设置页面

（5）文献资料查看与下载：通过一框式检索或者高级检索完成检索后，在检索结果中单击篇名链接，即可查看相应的文献的摘要关键字，以及文档的目录结果。登录中国知网个人账号，即可完成文献资料的下载。

3．使用免费邮箱收发电子邮件

很多网站都提供免费电子邮箱服务，如网易的 163 邮箱、Google 的 Gmail 邮箱、腾讯的 QQ 邮箱以及新浪和搜狐的免费邮箱等，可以到相应的网站主页上进行申请。下面以网易的 163 免费邮箱为例介绍电子邮箱的申请和使用。

任务一：申请免费邮箱。

操作步骤如下。

（1）启动 Microsoft Edge 浏览器，在百度搜索引擎中输入关键字"163 邮箱"，按
Enter 键。

（2）进入网易 163 免费邮箱登录界面。单击"登录"按钮下方的"注册新账号"按钮，
打开注册界面，选择手机号码快速注册，如图 4-26 所示。

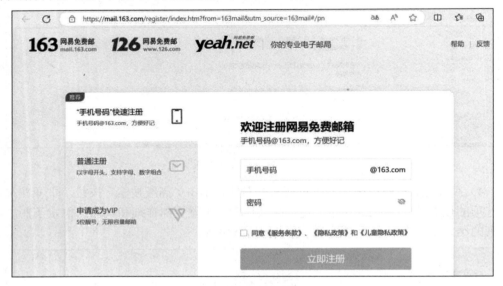

图 4-26　163 免费邮箱注册

（3）输入个人手机号码并设置邮箱密码，阅读后勾选上同意条款，单击"立即注册"
按钮，即可完成 163 邮箱的申请。

任务二：免费邮箱的使用。

操作步骤如下。

（1）进入网易 163 免费邮箱登录界面。填入用户名和密码。单击"登录"按钮，进入
163 邮箱界面。

（2）使用免费邮箱发送邮件。在免费邮箱窗口左边单击"写信"按钮，打开编辑新邮
件界面，如图 4-27 所示。在"收件人"框中输入收件人的电子邮件地址，如果有多个收件
人，将收件人地址用逗号或分号隔开。如果曾经给该收件人发送过邮件，那么可以在右侧
"所有联系人"中直接查找该联系人。在"主题"文本框中输入邮件主题后，输入邮件内
容。单击"添加附件"按钮即可添加压缩包或图片。163 邮箱支持多个附件的添加。最后
单击"发送"按钮，邮件便发送出去，并显示"邮件发送成功"的界面。可以单击"查看
已发送邮件"链接，点开"查看详情"，检查邮件的附件是否发送成功。

（3）接收邮件。在 163 邮箱窗口左侧单击"收信"按钮，右边窗口变为"邮件列表"
窗口，单击相应邮件即可阅读邮件。

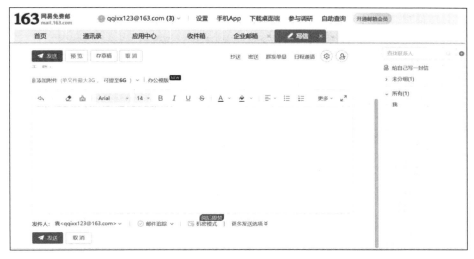

图 4-27　编辑新邮件界面

4．即时通讯软件 QQ 的使用

腾讯公司开发的 QQ 是基于 Internet 的即时通讯（IM）软件。腾讯 QQ 支持在线聊天、语音通话、视频通话、点对点断点续传文件、共享文件、网络硬盘、自定义面板、QQ 邮箱等多种功能，并可与多种通信终端相连。

任务一：注册及进入 QQ。

操作步骤如下。

（1）单击 QQ 图标，打开 QQ 登录界面，单击"注册账号"按钮，在向导提示下填写相应信息完成 QQ 号码申请。

（2）进入 QQ。双击桌面 QQ 快捷方式图标，在用户登录界面内填入 QQ 号码和密码，单击"登录"按钮即可登录，也可以选中"自动登录"复选框或使用"二维码登录"扫描二维码登录。

任务二：添加好友和与好友聊天。

操作步骤如下。

（1）添加好友。在 QQ 界面，单击"加好友/群"按钮，打开"查找"对话框，如图 4-28 所示。查找选项有"找人""找群""找主播""找课程"四个，搜索框中可输入 QQ 号、昵称、关键词等信息进行好友或群的查找。

（2）在"查找"搜索框中输入要查找的用户的 QQ 账号或昵称，单击"查找"按钮，然后选择需要添加的用户，单击"+好友"按钮，即可完成好友的添加。若要删除好友，则在 QQ 使用界面中右击好友头像，在弹出的快捷菜单中选择"删除好友"命令，单击"确定"按钮即可。

（3）在 QQ 使用界面，双击想要聊天的好友头像，打开 QQ 聊天界面。在下方窗格输入聊天信息，单击"发送"按钮，消息即可发送出去，在上方窗格显示，聊天双方都能看见上方窗格的内容。

（4）在编辑聊天信息时，使用聊天界面工具栏中的按钮，可以添加表情图像、选择字体、发送语音消息、图片、文档、表情、屏幕截图、窗口抖动等。

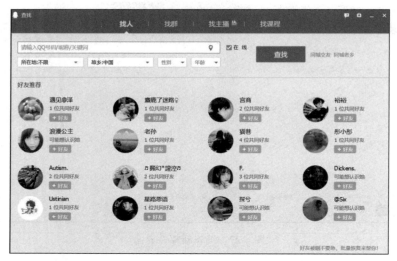

图 4-28   QQ 查找界面

任务三：发送文件/文件夹。

单击 QQ 聊天上端的"发送文件"按钮，可以选择"发送文件""发送在线文件/文件夹""发送微云文件"三个选项，如图 4-29 所示。

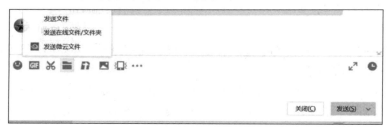

图 4-29   QQ 发送文件选项

操作步骤如下。

（1）发送文件。选择"发送文件"选项，进入"选择文件"窗口，选择要发送的文件，单击"打开"按钮，当文件上传至聊天窗口时，单击"发送"按钮，待对方"接受"后，文件便开始传输。"发送文件"选项只能发送单个文件，不可以发送文件夹。

（2）发送在线文件/文件夹。若对方 QQ 不在线，系统会提示"发送失败"，待对方 QQ 在线方可发送。该发送选项既可以发送单个文件，也可以发送文件夹。

（3）发送微云文件。选择"发送微云文件"选项即可进入"选择微云文件"对话框，如图 4-30 所示。可按文档类型或者直接搜索，选择要发送的微云文件。选好文件后，单击"确定"按钮，当微云文件上传至聊天窗口，单击"发送"按钮，文件即可发送给 QQ 好友。

任务四：QQ 群操作。

操作步骤如下。

（1）创建群聊。先登录 QQ，在 QQ 界面依次单击"联系人"→"群聊"→"+"按钮，选择"创建群聊"，进入创建群聊界面，如图 4-31 所示。

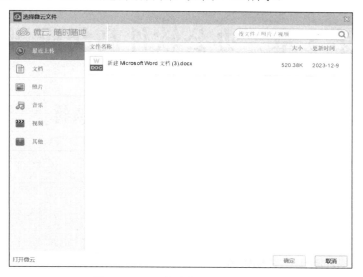

图 4-30　QQ 发送微云文件对话框

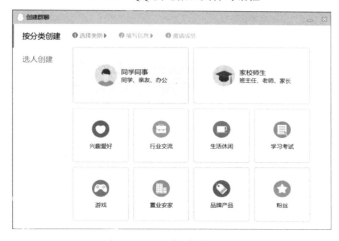

图 4-31　QQ 创建群聊界面

　　根据具体情况选择群类型（如"同学同事"），然后根据页面提示填写群的相关信息，单击"下一步"按钮，从个人的好友列表中选择群好友，邀请加入成为群成员，单击"完成创建"，即可创建一个群。

　　（2）加入群聊。进入 QQ 查找界面（见图 4-28），选择"找群"选项，输入群号，单击"查找"按钮，找到后单击"加群"按钮，经过群管理员的验证便可加入群聊。

　　（3）群聊天。双击群头像，进入群聊天对话框，和好友聊天界面基本一样。

　　（4）群共享。通过"群共享"选项，可以发送课件、表格、通知等文件，让相关人员能及时得到相关的消息。单击"群聊天"对话框上端的"群共享"按钮，便可进入群共享界面。可下载和上传共享文件。

第 5 章　办公软件高级应用

实验一　WPS 文字图文编辑

一、实验目的

（1）掌握 WPS 文档创建、编辑与保存。
（2）熟悉文档格式设置。
（3）熟悉图文混排与页面设置。
（4）掌握图形和使用公式编辑器。
（5）掌握表格制作。

二、实验内容

（1）启动 WPS 文字后，可以看到欢迎界面，之后便可以开始对文档进行各种操作。
（2）新建文档，熟悉文档的创建，基本操作，并录入文字进行综合排版，学会使用图形以及公式编辑器和自定义表格。

三、实验步骤

1．WPS 文档创建、编辑与保存

可以通过以下几种途径启动 WPS 文字，开始文档的编辑。

在程序菜单中启动 WPS Office。

选择"开始"→"所有程序"命令，找到 WPS Office，单击即可启动。

方法一：在 WPS 文字中单击文档标签右侧的+图标进入新建页面，在页面中选择"文字"选项，单击"新建空白文档"即可创建一个新的文档。

方法二：启动存在的文档。双击已经存在的 WPS 文字文档，启动 WPS 文字，开始编辑操作，也可以继续创建新的文档。

（1）用户可以使用键盘完成内容的输入，也可以将已输入的内容删除。删除操作用 Delete 键将位于光标后方的字删除，或用 Backspace 键将光标前面的字删除。如果要删除选中内容，按 Delete 键和 Backspace 键的作用效果一样，都是将选中内容删除。

（2）恢复与撤销。WPS 会记录用户对文档一定数量步骤的操作，我们可以通过"文件"→"选项"→"编辑"→"撤销/恢复操作步数"来进行数量设置。通过组合键 Ctrl+Z

撤销操作，组合键 Ctrl+Y 恢复操作。

（3）单击快速工具栏上的"保存"按钮或选择"文件"→"另存为"命令，选择保存的格式和保存的位置并编辑文件名后即可保存此文档。

2．文档格式设置

（1）建立一个"练习 1.docx"的 Word 文档。输入内容如下。

春城春色

今年二月，我从海外回来，一脚踏进昆明，心都碎了。我是北方人，在这个季节，北方也许正是搅天风雪，水瘦山寒，而昆明的春天却脚步勤，来得快，正在到处在催动花事。

花事最盛的去处数西山华亭寺。不到寺门，远远就闻见一股细细的清香，直渗进心肺。这是梅花，有红梅、白梅、绿梅，还有朱砂梅，一树一树的，每一树花都是一树诗。白玉兰花略微有点儿残，娇黄的迎春却正当时，那一片春色啊，比滇池的水不知还要深多少倍。

（2）字符与段落格式设置。将文章标题"春城春色"设置为黑体二号字居中显示并加上双下画线。选中标题"春城春色"，在"开始"选项卡中的"字体"组中的"字体"下拉列表中选择"黑体"，字体如图 5-1 所示。在"字号"下拉列表中选择"二号"。下画线可以单击"字体"工具栏的下画线点选右边小黑三角选择"双下画线"。并单击"段落"组里的"居中"按钮。字体、字号、下画线的设置可以通过"字体"工具栏来实现，或通过单击"字体"组右下角的"字体"对话框来进行设置如图 5-2 所示。文字"居中"可以通过选中文字，单击"开始"菜单中的"段落"工具栏中的"居中"按钮，还可以通过单击"段落"组右下角的"段落"对话框来进行设置。

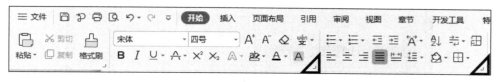

图 5-1　字体选项卡

（3）将其正文文本内容设置为"宋体""四号"，把"昆明的春天"替换为"云南的春天"，字体为"隶书"，"字号"为"三号"，字体颜色为"红色"。选中正文文字通过"字体"工具栏设置"字体"为"宋体"，"字号"为"四号"。

选择"开始"→"查找替换"命令，如图 5-3 所示，在下拉菜单中选择"替换"命令，如图 5-4 所示。在如图 5-5 所示的"查找和替换"对话框中"查找内容"输入框中输入"昆明的春天"，在"替换为"输入框中输入"云南的春天"，单击"格式"按钮，在下拉选项中选择字体为"隶书"，字号为"三号"，字体颜色为"红色"。

3．图文混排与页面设置

在"春城春色"中插入一张 JPG 图片并命名为"图片 1"。

（1）将"图片 1"以文本框形式插入到"春城春色"第二段右侧并设置环绕方式为"紧密环绕"，设置"图片 1"文本框边框为颜色为"蓝色"，粗细为"6 磅"的方点双线边框。

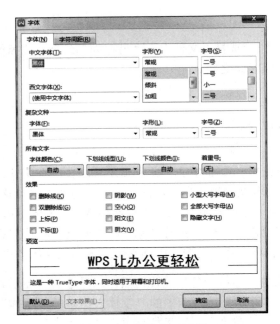

图 5-2　"字体"对话框

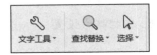

图 5-3　"查找替换"选项

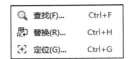

图 5-4　"替换"选项

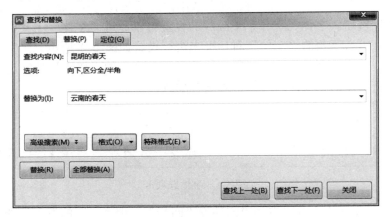

图 5-5　"查找和替换"对话框

　　插入图片：方法一：通过"插入"选项卡，然后单击"图片"按钮，如图 5-6 所示。在弹出的窗口中找到需要插入的图片，如图 5-7 所示，选择需要插入的图片，单击"打开"按钮即可。方法二：直接找到"图片 1"，拖动到文档中即可。

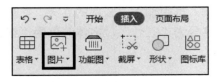

图 5-6　"图片"选项卡

　　通过"图片工具"中的"设置对象格式"下拉列表设置图片格式为"紧密型"。之后再将图片拖动图片到第二段右侧即可，如图 5-8 所示。

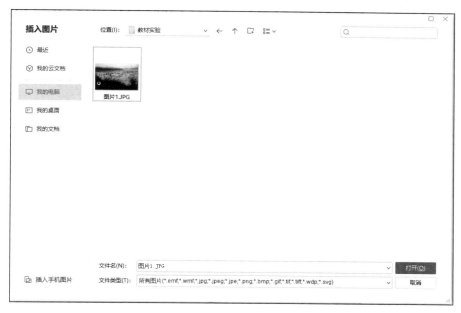

图 5-7　"插入图片"窗口

通过"图片工具"中的"设置对象格式"下拉列表设置颜色与线条。颜色为"蓝色"，线形为"双线性"，粗细为"6 磅"，虚实为"方点"，如图 5-9 所示。

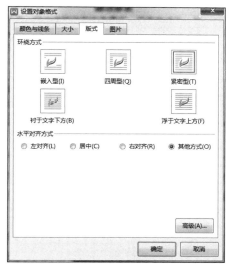

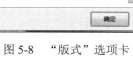

图 5-8　"版式"选项卡

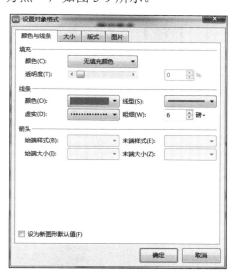

图 5-9　设置对象格式

（2）设置正文各段的左缩进、右缩进分别为 0.5 厘米和 0.6 厘米，并设置首行缩进 2 字符，调整行距为 1 倍行距。

选中所有正文，并右击，在弹出的快捷菜单中选择"段落"命令，打开"段落"对话框进行设置。文本之前为 0.5，单位改为厘米，文本之后为 0.6，单位改为厘米。特殊格式选择"首行缩进"度量值改为 2 字符，在行距中选择"单倍行距"，如图 5-10 所示。

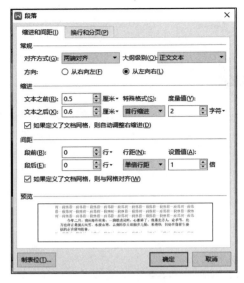

图 5-10　段落设置

（3）将整篇文章文档的左右页边距分别设置为 2 厘米。选中文本，选择"页面布局"选项卡中的页面设置组中的"页边距"选项中的"自定义页边距"命令，如图 5-11 所示。在打开的"页面设置"对话框中设置左右间距为"2"，单位改为厘米，如图 5-12 所示。

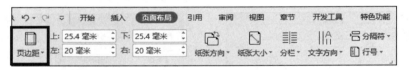

图 5-11　页边距选项

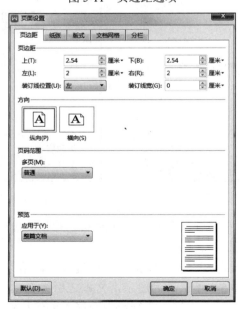

图 5-12　页面设置

设置完成后效果如图 5-13 所示。

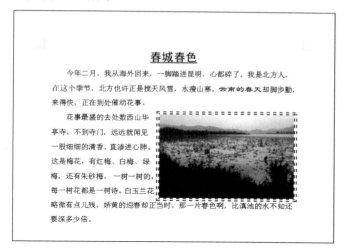

图 5-13　练习 1 效果图

4．图形和公式编辑器的使用

按照图 5-14，利用形状和公式制作流程图。

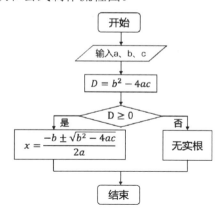

图 5-14　流程图

选择"插入"选项卡中的"形状"命令，如图 5-15 所示。在弹出的窗口中找到所需要的各种形状如图 5-16 所示，利用 Ctrl 键+鼠标选择需要组合的元件，鼠标右键选择"组合"选项卡中的"组合"命令，即可把需要的元件组合到一起。也可以选中组合通过鼠标右击选择"组合"选项卡中的"取消组合"命令解除组合，如图 5-17 所示。

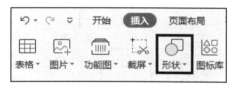

图 5-15　形状选项

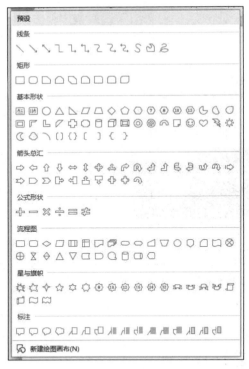

图 5-16　形状预设　　　　　　　　　　　　图 5-17　组合

通过"插入"选项卡中的"公式"命令，如图 5-18 所示。在弹出的公式编辑器窗口中输入需要的公式，如图 5-19 所示。

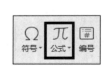

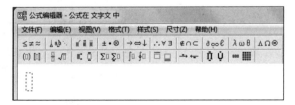

图 5-18　公式选项　　　　　　　　　　　图 5-19　公式编辑器

5. 表格制作

选择"插入"→"表格"选项，如图 5-20 所示，插入一个 9 列 7 行的表格，选中第 1 列第 1~2 行单元格，选择"表格工具"→"合并单元格"选项，如图 5-21 所示，或右击"合并单元格"选项。选中第 1 行第 2~5 列单元格进行合并，选中第 1 行第 6~9 列单元格进行合并。

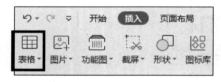

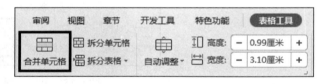

图 5-20　"表格"选项　　　　　　　　图 5-21　"合并单元格"选项

单击合并的左上角第一个单元格，选择"表格样式"→"绘制斜线表头"选项，如图 5-22 所示，打开"斜线单元格类型"对话框，选择相应样式，如图 5-23 所示。最后单击目标单元格输入文字调整大小（斜线表格需要注意调整文字行间距）即可完成课程表的制作，如图 5-24 所示。

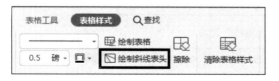

图 5-22　"绘制斜线表头"选项

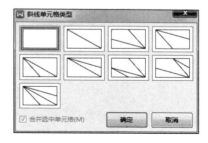

图 5-23　"斜线单元格类型"对话框

星期\课程＼时间	上午				下午			
	1	2	3	4	5	6	7	8
星期一								
星期二								
星期三								
星期四								
星期五								

图 5-24　课程表

实验二　WPS 文字高级应用

一、实验目的

（1）掌握分节符、页眉、页脚、页码的插入方法。
（2）掌握项目符号的使用。
（3）熟悉插入脚注、尾注、题注。
（4）掌握目录的制作与使用方法。

二、实验内容

　　实验文档为一篇按论文结构录入完成的文章，包括封面、中文摘要、英文摘要、目录、主体内容、索引目录、致谢、参考文献等部分，请打开文档，按任务要求完成论文各部分设置。

三、实验步骤

1. 分节、页眉、页脚、页码的插入方法

（1）在文章的封面、中文摘要、英文摘要、目录、正文的各章、索引目录、致谢、参考文献后插入分节符。

方法一：分别将光标定位于各部分后，单击"页面布局"→"分隔符"下拉按钮，如图 5-25 所示，然后选择"下一页分节符"命令，如图 5-26 所示。方法二：单击"插入"→"分页"下拉按钮，然后选择"下一页分节符"命令，如图 5-27 所示。

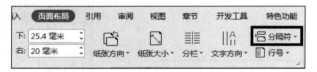

图 5-25　"分隔符"选项

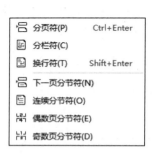

图 5-26　分隔符类型

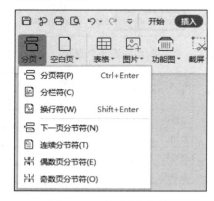

图 5-27　下一页分节符

（2）页眉、页脚、页码的插入。进入页眉页脚有很多方法。方法一：单击"插入"→"页眉和页脚"按钮，如图 5-28 所示，方法二：单击"章节"→"页眉和页脚"按钮，如图 5-29 所示。方法三：直接用鼠标双击页眉部分，或页脚部分就能进到页眉（见图 5-30）或页脚（见图 5-31）的编辑状态。

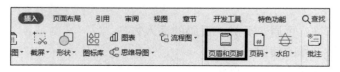

图 5-28　页眉和页脚与页码

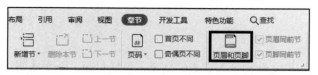

图 5-29　页眉和页脚

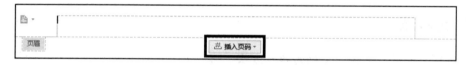

图 5-30　页眉编辑状态

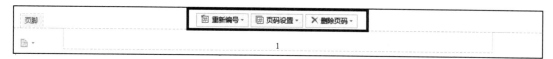

图 5-31　页脚编辑状态

页码的插入可以在页眉、页脚激活状态直接单击"插入页码"按钮，如图 5-30 所示，再选择所需要的页码位置如图 5-32 所示（对于已经有页码的页面页眉或页脚增加了重新编号和删除页码的选项），也可以单击"插入"→"页码"按钮。单击"章节"→"页码"按钮，如图 5-33 所示，选择页码位置，同时也可为页码进行样式选择和起始页码的设置如图 5-34 所示。

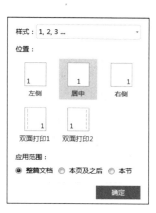

图 5-32　页码位置

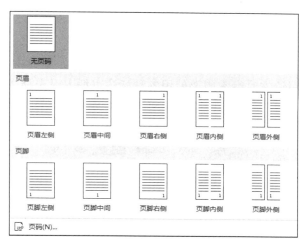

图 5-33　页码设置

2．项目符号的使用

项目符号的使用：选择"开始"→"项目符号"或"编号"命令，如图 5-35 所示。可以根据具体需要自定义符号如图 5-36 所示或者编号如图 5-37 所示。

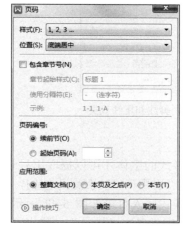

图 5-34　设置页码格式

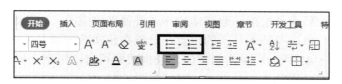

图 5-35　项目符号和编号

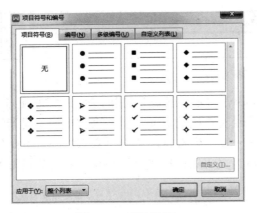

图 5-36　项目符号

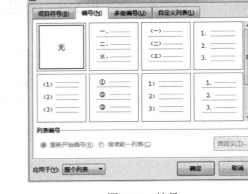

图 5-37　编号

3. 插入脚注、尾注、题注

在写论文时经常需要使用各种标注，插入时选择"引用"选项卡中的各种标注即可插入脚注、尾注和题注，如图 5-38 所示。如果要设置标号可以选中注释过的地方右击"脚注和尾注"命令来进行标号的设置，如图 5-39 和图 5-40 所示。

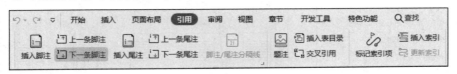

图 5-38　引用

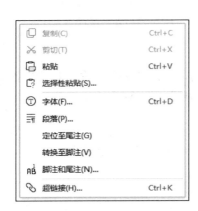

图 5-39　设置引用标号

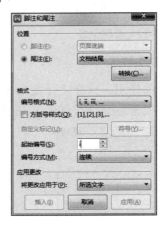

图 5-40　脚注和尾注设置

4. 目录的制作与使用

目录是根据标题字体的样式设置来生成的，之前设置过样式的字体才可以提取出目录。

单击要插入目录的位置，一般在正文前一页开头，单击"引用"→"目录"按钮，如图 5-41 所示，单击所需的目录样式即可自动根据字样标题样式插入目录如图 5-42 所示。若不采用默认目录格式，则可在图 5-42 所示的下拉列表中单击"自定义目录"，弹出"目录"对话框，如图 5-43 所示，单击"选项"按钮打开"目录选项"对话框，即可进行更多自定义设置，如图 5-44 所示。

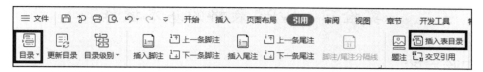

图 5-41　插入表目录

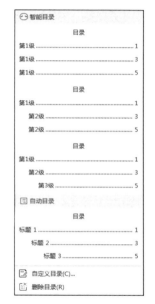

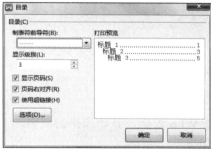

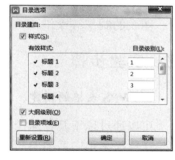

图 5-42　智能目录　　　　　　　图 5-43　目录　　　　　　图 5-44　目录选项

完成目录后，可以利用 Ctrl 键+单击目录章节，快速定位到相应内容页。

图 5-45 即为自动生成的目录样式。

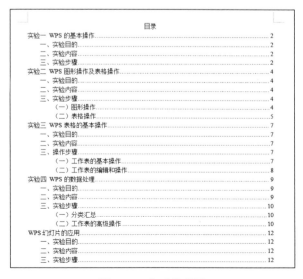

图 5-45　生成的目录

实验三 WPS 表格的基本操作

一、实验目的

（1）掌握 WPS 表格的创建、编辑与保存的基本操作。
（2）掌握单元格的格式化设置操作。
（3）掌握工作表公式与函数的应用。
（4）掌握图表的制作。

二、实验内容

WPS 表格的启动、WPS 表格的创建、编辑与保存、表格格式化、常用公式与函数的使用、图表的制作等操作。

三、实验步骤

1. WPS 表格的创建、编辑与保存

可以通过以下几种途径启动 WPS 表格，开始表格的编辑。

在程序菜单中启动 WPS Office。

选择"开始"→"所有程序"命令，并找到 WPS Office 程序，单击程序即可启动。

方法一：在 WPS 文字中单击文档标签右侧的+图标进入新建页面，在页面中选择"表格"选项，选择"空白表格"即可创建一个新的文档。

方法二：启动存在的表格。双击已经存在的 WPS 表格文档，启动 WPS 表格，即可开始编辑表格，也可以继续创建新的表格。

（1）用户可以选中单元格利用键盘来完成内容的输入，也可以选中多个单元格用 Delete 键将已输入的内容删除。

（2）单击快速工具栏上的"保存"按钮，或选择"文件"→"另存为"命令，在打开的"另存为"对话框中选择文件的保存格式和保存位置，单击"保存"按钮即可保存文件。

（3）在 A2 单元格中输 N001，然后拖动其右下角的填充柄到 A9 单元格，即可自动完成 A2～A9 的循序标号，如图 5-46 所示，通过"自动填充"选项选择"复制单元格"命令，如图 5-47 所示，则是对单元格内容的复制填充，如图 5-48 所示。

选中某个单元格后，用鼠标左键拖动此单元格的边缘就可以对此单元格的数据进行移动，如果在移动过程中同时按住 Ctrl 键。那么就能把选中单元格的数据复制到所释放鼠标的单元格。

（4）插入与删除行，插入与删除列。

方法一：单击第 1 行行号，再选择"开始"菜单中的"行和列"选项下拉菜单"插入单元格"选项中的"插入行"命令，如图 5-49 所示。或右击，在弹出的快捷菜单中选择"插

入"命令，即可插入一行，如图 5-50 所示。

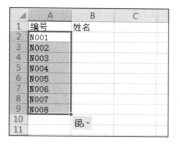

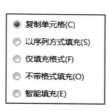

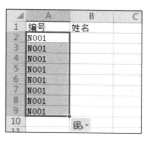

图 5-46　循序标号　　　　图 5-47　自动填充选项　　　　图 5-48　复制填充

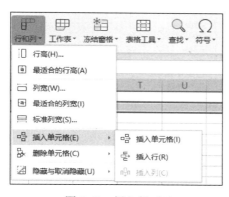

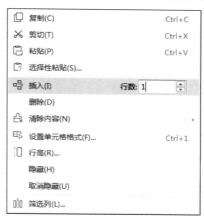

图 5-49　插入行（1）　　　　　　图 5-50　插入行（2）

方法二：右击第 1 行行号，在弹出的快捷菜单中选择"插入"命令，即可插入一行，如图 5-51 所示。

同理，列的插入也是一样，选中"列标号"B 再操作，即可得到如图 5-51 所示的结果。

行和列的删除操作和插入相仿，选中要删除的号之后通过选择"开始"→"行和列"→"删除单元格"→"删除行"或者"删除列"命令，或右击要删除的行或列，然后在弹出的快捷菜单中选择"删除"命令，即可删除相应行或列。

（5）冻结窗格主要用于数据的首行或者首列的固定。通过选择"视图"菜单中的"冻结窗格"选项来进行三种冻结方式的选择，如图 5-52 所示。鼠标选中哪个单元格就对此单元格的左边和上方区域进行锁定可视，还可以选择只锁定首行，或只锁定首列。

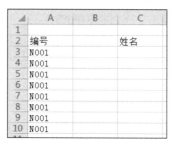

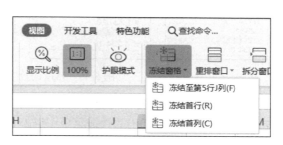

图 5-51　插入行（3）　　　　　　图 5-52　冻结窗格选项

医学计算机基础实践教程

（6）单击快速工具栏上的"保存"按钮，或选择"文件"→"另存为"命令，选择保存格式和保存位置以及重命名文档即可完成文件保存。

2. 表格格式化

（1）设置对齐方式和单元格格式。

选中需要对齐的单元格，单击"开始"菜单，单击"对齐方式"组中的"居中"按钮。或右击，在弹出的快捷菜单中选择"设置单元格格式"命令，打开"单元格格式"对话框，如图 5-53 和图 5-54 所示。可以批量对单元格进行统一格式的设置。

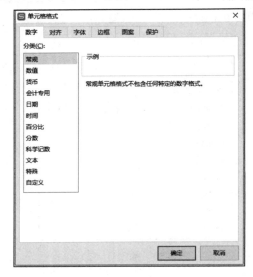

图 5-53　数字设置　　　　　　　　　图 5-54　对齐设置

（2）设置单元格数字格式。

常用的数字格式有数值、货币、日期、时间、文本，还可以自定义所需格式，如图 5-55 所示。

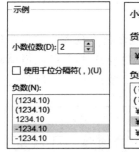
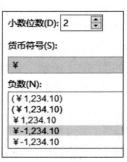
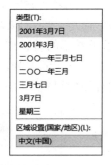
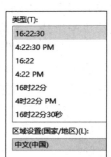

图 5-55　常用的数字格式类型

（3）设置单元格的行高和列宽。

右击 1～4 行行号，在弹出的快捷菜单中选择"行高"命令，在弹出的"行高"对话框中输入数值 20 磅。右击 A～D 列列号，在弹出的快捷菜单中选择"列宽"命令，在弹出的"列宽"对话框中输入数值 4 字符。A1:D4 单元格区域就被调整了行高与列宽，如图 5-56 所示。

（4）设置单元格的边框线。

选定所需区域，在"开始"→"单元格"组中，单击"格式"中的"设置单元格格式"按钮，在弹出的"单元格格式"对话框中选择"边框"选项卡，如图 5-57 所示。或右击，在弹出的快捷菜单中选择"设置单元格格式"命令，打开"单元格格式"对话框中的"边框"选项卡，就可以为所选区域添加线框。

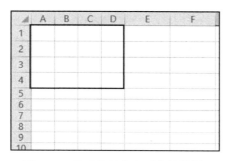

图 5-56　单元格行高和列宽的设置

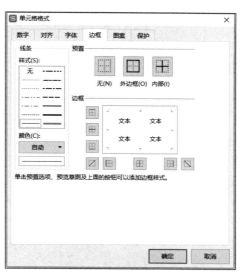

图 5-57　单元格格式设置

3. 公式与函数

（1）用公式计算每位职工的应发工资、会费和实发工资。（提示：会费按基本工资的 5‰缴纳。）如图 5-58 所示。

	A	B	C	D	E	F	G	H	I
1	企业职工工资表								
2	工号	姓名	性别	部门	工资	奖金	应发工资	会费	实发工资
3	233102	顾也军	男	技术部	2850	1800			
4	233103	曾教斌	女	销售部	3200	2400			
5	233104	何天德	男	培训部	2600	2100			
6	233105	张瑟平	男	销售部	3500	2300			
7	233106	赵可忠	男	技术部	3050	1960			
8	233107	林德兵	男	技术部	2850	1750			
9	233108	武生海	女	培训部	2600	1830			
10	233109	汪洋	女	销售部	3300	2700			
11	233110	张莉柏	女	销售部	3210	1500			
12	233111	王觉名	男	技术部	2950	1760			
13									

图 5-58　企业职工工资表

建立工作表，输入标题为"企业职工工资表"，在 A2:I2 单元格区域中依次输入"工号""姓名""性别""部门""工资""奖金""应发工资""会费""实发工资"。其他行的输入，可利用前面所学，批量填充或复制粘贴单元格。

单击 G3 单元格，输入"=E3+F3"，按 Enter 键，即可计算出职工顾也军的应发工资。

单击 H3 单元格，输入"=E3*0.005"，按 Enter 键，即可计算出职工顾也军应缴纳的会费。

单击 I3 单元格，输入"=G3-H3"，按 Enter 键，即可计算出职工顾也军的实发工资。

选定 G3:I3 单元格区域，拖动其右下角的填充柄到 G12:I12，即完成了上述 3 个公式的复制。完成后，如图 5-59 所示。

	A	B	C	D	E	F	G	H	I	J
1	企业职工工资表									
2	工号	姓名	性别	部门	工资	奖金	应发工资	会费	实发工资	
3	233102	顾也军	男	技术部	2850	1800	4650	14.25	4635.75	
4	233103	曾教斌	女	销售部	3200	2400	5600	16	5584	
5	233104	何天德	男	培训部	2600	2100	4700	13	4687	
6	233105	张瑟平	男	销售部	3500	2300	5800	17.5	5782.5	
7	233106	赵可忠	男	技术部	3050	1960	5010	15.25	4994.75	
8	233107	林德兵	男	销售部	2850	1750	4600	14.25	4585.75	
9	233108	武生海	女	培训部	2600	1830	4430	13	4417	
10	233109	汪洋	女	销售部	3300	2700	6000	16.5	5983.5	
11	233110	张莉柏	女	销售部	3210	1500	4710	16.05	4693.95	
12	233111	王觉名	男	技术部	2950	1760	4710	14.75	4695.25	
13										

图 5-59　公式计算结果

（2）用公式找出图 5-59 中会费高于 15 元的职工。单击 J3 单元格，输入"=H3>I5"，按 Enter 键。拖动填充柄复制该单元格中的公式到 J12。会费高于 15 元为真，显示 TRUE；否则为假，显示 FALSE，完成后，效果如图 5-60 所示。

	A	B	C	D	E	F	G	H	I	J	K
1	企业职工工资表										
2	工号	姓名	性别	部门	工资	奖金	应发工资	会费	实发工资		
3	233106	赵可忠	男	技术部	3050	1960	5010	15.25	4994.75	TRUE	
4	233111	王觉名	男	技术部	2950	1760	4710	14.75	4695.25	FALSE	
5	233102	顾也军	男	技术部	2850	1800	4650	14.25	4635.75	FALSE	
6	233107	林德兵	男	技术部	2850	1750	4600	14.25	4585.75	FALSE	
7	233104	何天德	男	培训部	2600	2100	4700	13	4687	FALSE	
8	233108	武生海	女	培训部	2600	1830	4430	13	4417	FALSE	
9	233109	汪洋	女	销售部	3300	2700	6000	16.5	5983.5	TRUE	
10	233105	张瑟平	男	销售部	3500	2300	5800	17.5	5782.5	TRUE	
11	233103	曾教斌	女	销售部	3200	2400	5600	16	5584	TRUE	
12	233110	张莉柏	女	销售部	3210	1500	4710	16.05	4693.95	TRUE	
13											

图 5-60　用公式找出会费高于 15 元的职工

（3）按"部门"升序与"应发工资"降序对表格进行排序。选中 A2:I12 单元格区域，单击"数据"选项里的"排序"按钮，如图 5-61 所示，在打开的"排序"对话框中选择"主要关键字"为"部门"，"次序"为"升序"。

通过添加条件增加"次要关键字"，选择"次要关键字"为"应发工资"，次序为"降序"，如图 5-62 所示。

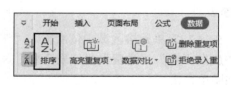

图 5-61　降序排列选项

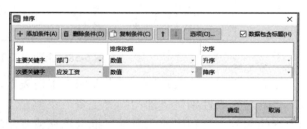

图 5-62　多重排序

（4）在 B13 中输入"最高奖金"，D13 中输入"平均奖金"，F13 中输入"最低奖金"，

H13 中输入"应发合计"，分别在它们后面的单元格内用公式筛选出来。

选择单元格 C13，插入函数 MAX，选择 F3:F12 单元格区域。之后按 Enter 键。计算最高奖金。

选择单元格 E13，插入函数 AVERAGE，选择 F3:F12 单元格区域。之后按 Enter 键。计算平均奖金。

选择单元格 E13，插入函数 MIN，选择 F3:F12 单元格区域。之后按 Enter 键。计算最低奖金。

选择单元格 I13，插入函数 SUN，选择 G3:G12 单元格区域。之后按 Enter 键。计算应发合计。

（5）利用公式计算每个职工的应发工资占比（保留到小数点后两位），并对数据的小数部分第五位采用四舍五入的方式处理。

选择 K3 单元格，输入"=ROUND(G3/SUM($G$3:$G$12),4)"，或先计算应发合计数，则公式更加简单，为"=ROUND(G3/$I$13,4)"，输入公式后，按 Enter 键，即可计算出应发工资占比。

拖动 K3 单元格的填充柄复制公式到 K12 单元格，即可计算出其他人的应发工资占比。

选中 K2:K12 单元格区域，右击，在弹出的快捷菜单中选择"设置单元格格式"命令，打开"单元格格式"对话框，单击"数字"组中的"百分比样式"按钮，设置小数位数为 2，然后单击"确定"按钮。完成后效果如图 5-63 所示。

图 5-63　计算"应发工资占比"

4．图表的制作

（1）图表的创建。

以图 5-64 左侧的销量统计表数据为基础创建嵌入式簇状柱形图表，比较空调和热水器四个季度的销量情况，图表标题为"销量比较图"，添加横、纵坐标轴标题，加图例，并将图表放在数据区的右侧。

选定 A3:E4 单元格区域，按住 Ctrl 键再选择 A6:E6 单元格区域。

单击"插入"→"图表"组中的"插入全部图表"下拉按钮，在下拉列表中选择"柱形图"中的二维"簇状柱形图"子图表类型，完成图表的初步建立，如图 5-64 所示。

在图表标题处输入"销量比较图"，设置字体为"宋体"，加粗，字号为"12"磅。

通过表格工具"添加元素"（或单击图表右边快捷选项）中"轴标题"选中"主要横向坐标轴"和"主要纵向坐标轴"复选框，如图 5-65 所示，再通过"更多选项"进入"属性"对话框,如图 5-66 所示,设置"标题选项"选项卡中的"大小与属性"中的"文字方向"为横排,如图 5-67 所示。

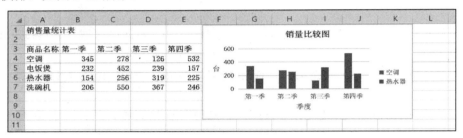

图 5-64 创建"销量比较图"

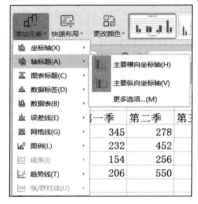

图 5-65 坐标轴

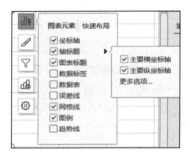

图 5-66 图标元素布局

选中图例并右击,在弹出的快捷菜单中选择"设置图例格式"命令,选中"图例"中的图例位置"靠右"单选按钮,如图 5-68 所示。完成后的效果如图 5-64 所示。

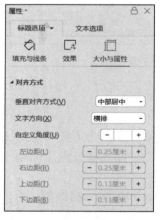

图 5-67 标题设置

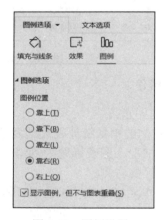

图 5-68 图例设置

(2)创建单独的图表。

选定 A3: E4 单元格区域,单击"插入"→"图表"组中的"插入全部图表"下拉箭头,在下拉列表中选择二维"饼图"子图表类型,完成图表的初步建立。

在图表标题处输入"空调销售比较图"，设置标题字号为"36"。

单击"图表工具"→"添加元素"组（或单击图表右边快捷选项）中的"图例"按钮，添加"数据标签"，进入"属性"对话框，在"标签选项"中选中"类别名称""百分比""显示引导线"复选框，如图 5-69 所示。标签位置选中"数据标签外"单选按钮。"数字"选项中选择"百分比"并保留 2 位小数，如图 5-70 所示。设置标签字号为"24"。

最后把相应的标签项拖到四个角。

单击"图表工具"选项卡中的"移动图表"按钮，在弹出的"移动图表"对话框中选中"新工作表"单选按钮，并输入"Chart1"，如图 5-71 所示。

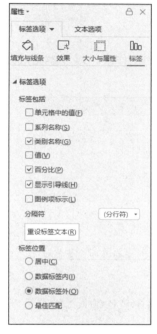

图 5-69　数据标签设置

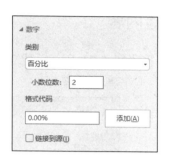

图 5-70　百分比设置

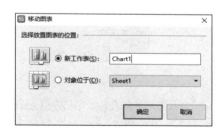

图 5-71　移动图表

设置完成后效果如图 5-72 所示。

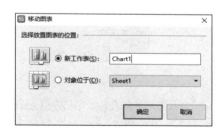

图 5-72　空调销售比较图

实验四　WPS 表格高级应用

一、实验目的

（1）掌握 WPS 表格的高级运用，数据验证。

（2）掌握排序与分类汇总。

二、实验内容

（1）按照图 5-73 所示，建立一张名为"成绩表"的工作表，以"学生成绩簿"为文件名保存该工作簿到 D 盘。

	A	B	C	D	E	F	G
1			学生成绩统计表				
2	姓名	语文	数学	英语	生物	总分	平均分
3	王晓娜						
4	高鹏						
5	徐艳玲						
6	白军						
7	吴伟国						
8	齐小玲						
9	刘欣						
10	李洪亮						
11							

图 5-73　学生成绩统计表

（2）启动 WPS 表格，在表 Sheet1 的 A1～G1 单元格中依次输入"姓名""语文""数学""英语""生物""总分""平均分"字段名数据。

（3）在表格的最上端插入 1 行，输入表标题"学生成绩统计表"，合并居中显示，设置字体为"华文琥珀"，字体大小为"14"。

（4）在成绩分数区域设置数据验证条件，即 B3:E10 单元格区域只接受 0～100（含 0 和 100）的整数。

（5）用函数计算各学生总分和平均分（平均分保留 1 位小数）。

（6）按图 5-74 所示建立嵌入式堆积条形图表，比较后四名同学四门课程的成绩。并嵌入 H1:L10 单元格区域中。

（7）不改变数据表次序的情况下，根据总分用 RANK.EQ 函数对成绩表由高到低进行排名。

（8）在工作表 Sheet2，姓名后插入一列"性别"，设置用"下拉列表"填入性别。并设置无法填入其他数据，如图 5-75 所示。

（9）对性别进行降序排序，并对性别进行平均分的分类汇总。

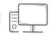

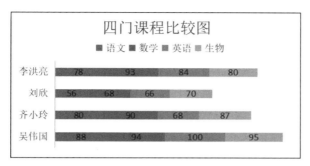

图 5-74 四门课程比较图

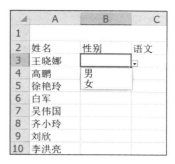

图 5-75 性别设置

三、实验步骤

（1）双击工作表标签 Sheet1，输入"成绩表"，并以"学生成绩簿"为文件名保存该工作簿到 D 盘。

（2）在 A1～G1 单元格中依次输入"姓名""语文""数学""英语""生物""总分""平均分"字段名数据。输入第 1 行字段名后，右击第 1 行行号，在弹出的快捷菜单中选择"插入"命令。

（3）在 A1 中输入表标题"学生成绩统计表"，选择 A1:G1，单击"开始"→"对齐方式"组中的"合并后居中"按钮，字体选择"华文琥珀"，字号选择"14"。

（4）选定 B3:E10 单元格区域，单击"数据"选项卡中的"有效性"下拉按钮，选择"有效性"命令，如图 5-76 所示，弹出"数据有效性"对话框，单击"设置"选项卡。在"有效性条件"区的"允许"下拉列表框中选择"整数"；在"数据"下拉列表框中选择"介于"，在"最小值"和"最大值"文本框中分别输入"0"和"100"，如图 5-77 所示。

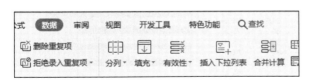

图 5-76 数据选项

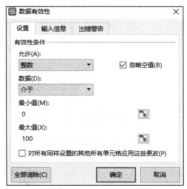

图 5-77 数据有效性设置

单击"输入信息"选项卡，在"选定单元格时显示下列输入信息"区域的"标题"文本框中输入"数据有效性提示"；在"输入信息"文本框中输入要显示的信息"只可输入0—100 的整数"，如图 5-78 所示。

按照图 5-79 在表中输入各科分数，输入过程中会有"数据有效性提示"，如图 5-80 所示。如果输入数据不符合要求，会出现"错误提示"，如图 5-81 所示。

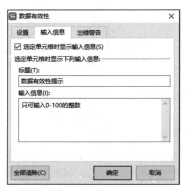

图 5-78　输入信息

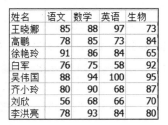

图 5-79　各科分数信息

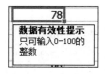

图 5-80　输入提示

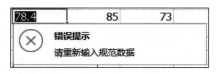

图 5-81　数据不匹配提示

（5）选择 F3 单元格，输入"="号，单击名称框的下拉箭头，选择 SUM 函数；在弹出的对话框中输入"B3E3"，即可得到"王晓娜"的总分；其他学生的总分通过拖动 F3 单元格的填充柄即可得到。选择 G3 单元格，输入"=ROUND(F3/4,1)"，单击"输入"按钮，即可得到"王晓娜"的保留一位小数的平均分；通过拖动 G3 单元格的填充柄得到其他学生的平均分。

（6）选定 A2:E2 及 A7:E10 单元格区域；单击"插入"→"图表"组中的"插入柱形图"下拉按钮，选择"堆积柱形图"。

输入图表标题"四门课程比较图"，之后在图表元素中添加"数据标签"，关闭"网格线"，"坐标轴"内关闭"主要横坐标轴"，设置"图例"向上。

图表工具中单击切换行列，调整到 H1:L10 单元格区域，即可得到如图 5-82 所示效果。

图 5-82　堆积柱形图效果

（7）插入一个工作表 Sheet2，复制表 Sheet1 中的数据到 Sheet2 中，在 H2 单元格中输入"排名"。选择 H3 单元格，单击"公式"→"插入函数"按钮，在"或选择类别"下拉列表中选择"统计"，然后在"选择函数"列表中选择 RANK.EQ 函数，在弹出的"函数参数"对话框中按图 5-83 所示样式设置 RANK.EQ 函数的参数，单击"确定"按钮。或直接输入"=RANK.EQ(F3,$F$3:$F$10)"。

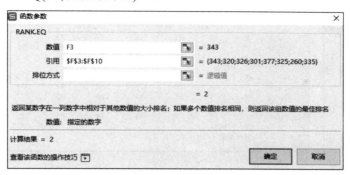

图 5-83　RANK.EQ 函数设置

（8）在 B 列插入 1 列，在 B2 单元格输入"性别"。选中 B3，单击"数据"→"下拉列表"按钮，如图 5-84 所示，在手动添加下拉选项中输入"男""女"，单击"确定"按钮，如图 5-85 所示，单击"有效性"按钮，打开"数据有效性"对话框，设置该单元格的数据有效性，如图 5-86 所示。

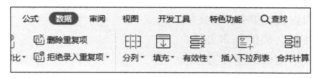

图 5-84　数据选项

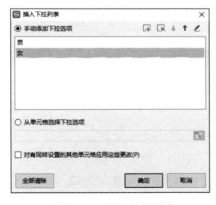

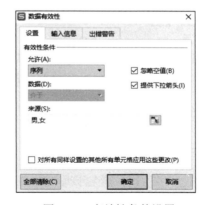

图 5-85　插入下拉列表 　　　　　　　　图 5-86　有效性条件设置

通过 B3 单元格填充柄复制到 B10，即完成设置。通过选择输入人员性别：王晓娜/女，高鹏/男，徐艳玲/女，白军/男，吴伟国/男，齐小玲/女，刘欣/男，李洪亮/男。

（9）单击工作表 Sheet2，选中 A2:I10 单元格区域。单击"数据"→"排序"选项，对主要关键字"性别"进行降序排序。再次选择 A2:I10 单元格区域。单击"数据"→"分类汇总"按钮，打开"分类汇总"对话框，设置"分类字段"为"性别"，"汇总方式"为"平均值"，"选定汇总项"只选中"平均分"复选框，然后单击"确定"按钮，如图 5-87 所示。完成后效果如图 5-88 所示。

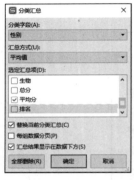

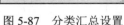

⊿	A	B	C	D	E	F	G	H	I
1					学生成绩统计表				
2	姓名	性别	语文	数学	英语	生物	总分	平均分	排名
3	王晓娜	女	85	88	97	73	343	85.8	2
4	徐艳玲	女	91	86	84	65	326	81.5	4
5	齐小玲	女	80	90	68	87	325	81.3	5
6		女 平均值						82.86666667	
7	高鹏	男	78	85	73	84	320	80	6
8	白军	男	76	75	58	92	301	75.3	7
9	吴伟国	男	88	94	100	95	377	94.3	1
10	刘欣	男	56	68	66	70	260	65	8
11	李洪亮	男	78	93	84	80	335	83.8	3
12		男 平均值						79.68	
13		总平均值						80.875	
14									

图 5-87 分类汇总设置　　　　　　　　　　　　　图 5-88 分类汇总效果

实验五　WPS 演示文稿基本操作

一、实验目的

（1）掌握创建和保存 WPS 演示文稿。
（2）掌握编辑演示文稿的基本方法。
（3）掌握美化演示文稿的基本方法。
（4）掌握演示文稿中插入多媒体的方法。

二、实验内容

WPS 演示文稿的编辑，制作完整的演示文稿，插入多媒体素材，插入图形图像，插入动画效果，演示文稿的美化，演示文稿的放映。

三、实验步骤

1. WPS 演示文稿的创建与保存

可以通过以下几种途径启动 WPS 演示文稿，开始演示文稿的编辑。

在程序菜单中启动 WPS Office。

单击"开始"→"所有程序"中的 WPS Office 程序，即可启动 WPS Office。

方法一：在 WPS 文字中单击文档标签右侧的"+"图标进入新建页面，在页面中选择"演示"选项，单击"空的演示文稿"创建一个新的文档。

方法二：启动存在的文档。双击已经存在的 WPS 演示文档，即可启动 WPS 演示文稿，开始编辑操作，也可以继续创建新的文档。

单击快速工具栏上的"保存"按钮，或选择"文件"→"另存为"命令，选择保存格式和保存位置以及输入文件名后，单击"确认"按钮，即可保存此文档。

选择"文件"→"选项"命令，打开"选项"对话框，选择"编辑"选项，在"撤销/

恢复操作步数"中输入次数，单击"确定"按钮，即可设置撤销/恢复操作步数。

2．演示文稿的基本界面及操作与美化

演示文稿的窗口界面主要是三类，即大纲窗格、幻灯片窗格，任务窗格，如图 5-89 所示。

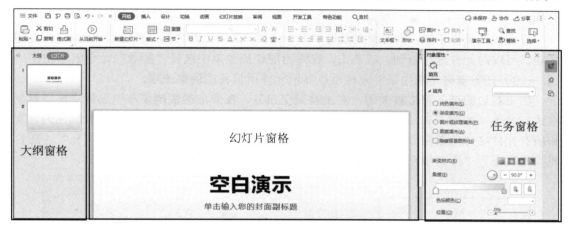

图 5-89　演示文稿窗口

（1）大纲窗格：主要是演示文稿页面的一个快速预览，鼠标选中任何一个页面，幻灯片窗格则显示选中页面的内容。鼠标点选大纲窗格任何页面并按 Enter 键。是为此页幻灯片后面快速添加新的页面，如图 5-90 所示。用鼠标选中并拖动，可以调整幻灯片之间的前后顺序。也可以选中页面之后右击即可进行复制和删除的工作。以及其他一些更多选项的操作，如图 5-91 所示。

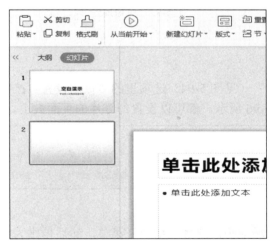

图 5-90　添加新页面

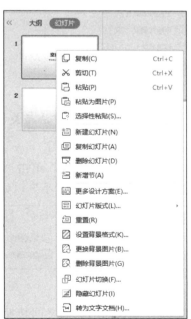

图 5-91　幻灯片操作选项

（2）幻灯片窗格是幻灯片每一页内容的编辑区域和查看区域。Ctrl 键+鼠标滑轮可以快速放大和缩小页面的显示比例。在下方还有"单击此处添加备注"输入框，可以输文字对每页幻灯片进行备注。

对页面内元件操作时，可以单击选中元件，也可以利用 Crtl 键+鼠标左键连续选中多个元件。

或者按住鼠标不放，单击画线框选中多个元件。选中元件之后，按住 Ctrl 键+鼠标左键拖动，可以对元件进行复制。或右击，在弹出的快捷菜单中选择"删除"命令删除元件。

（3）任务窗格是选中每种元件后，显示元件所具备的调整选项。

如果右边的任务窗格被关闭，右击背景空白处，在弹出的快捷菜单中选择"设置背景格式"命令，如图 5-92 所示，即可打开任务窗格。在 WPS 演示文稿里，背景颜色的设置和所有元件字体凡是需要颜色设置的界面一样。均分为"纯色填充""渐变填充""图片或纹理填充""图案填充"，且都可以调整透明度，如图 5-93 所示。

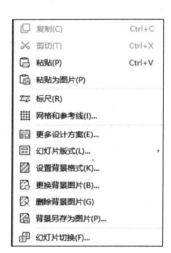

图 5-92　设置背景格式

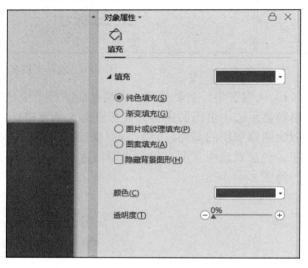

图 5-93　对象属性

3. 幻灯片制作的基本方法与美化

（1）页面与切换。

设置页面的大小，比例。单击"设计"（见图 5-94）选项里的"页面设置"按钮，如图 5-95 所示。或"幻灯片大小"，如图 5-96 所示，都可以设置幻灯片的页面大小。

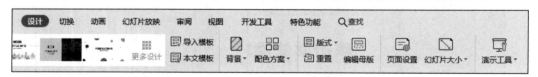

图 5-94　幻灯片设计选项

切换是控制页面与页面之间转换的过场动画，选择"切换"菜单，然后单击大纲窗格中需要添加效果的页面，即可为当前页面添加切换的效果，如图 5-97 所示，并在幻灯片窗格中进行预览。同时可以设置切换时长与切换时的音效。如果要把已有效果去除，则可选中大纲窗口的页面选择"切换"效果中的"无切换"，即可删除已经设置的切换效果。

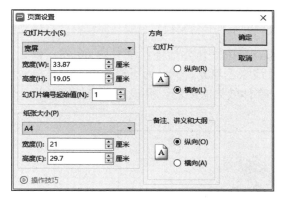

图 5-95　页面设置窗口

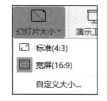

图 5-96　幻灯片大小设置

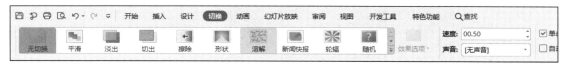

图 5-97　切换菜单

（2）文字。

选择"插入"→"文本框"选项如图 5-98 所示。文本框分横向和竖向两种，如图 5-99 所示。

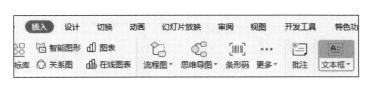

图 5-98　"插入"→"文本框"

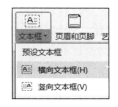

图 5-99　文本框选项

添加了文本框之后，文本框呈现占位符显示，有 8 个白点用来调整文本框的占位面积。最上面的旋转点用来控制文本框的旋转，如图 5-100 所示。当输入文字时，文本框呈虚线显示，如图 5-101 所示。可以选择"文本工具"菜单即可对文字填充边框，以及对其他文本的属性设置做调整。退出文本编辑时，对文本框的填充、线条、位置做调整，如图 5-102 所示。

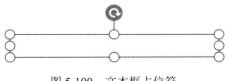

图 5-100　文本框占位符

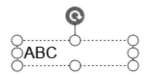

图 5-101　文本框虚线显示

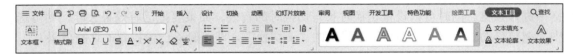

图 5-102 文本工具设置

新建一个文本框，输入字体 ABC，更改字体为楷体，字号为 60 磅，设置文本框大小为高 3 厘米宽 6 厘米，右旋转 45°。浅绿色填充，50%为不透明度。字体分散对齐，字体轮廓为红色 1 磅，字体填充为黄色，字体效果有阴影，并设置为半倒影效果。完成效果，如图 5-103 所示。

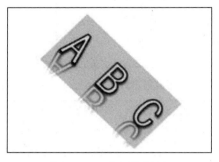

图 5-103 半倒影效果

操作步骤如下。

① 新建文本框，输入字母"ABC"单击字体设置的"阴影"效果，选中文本框，在任务窗格里调整"形状选项"里的"大小与属性"，设置"高度"为 3 厘米，"宽度"为 6 厘米，旋转为 45°，如图 5-104 所示。在"填充与线条"选项卡下的"填充"下拉列表框中选择"纯色填充"为浅绿色，设置"透明度"为 50%，如图 5-105 所示。

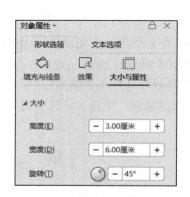

图 5-104 大小与属性

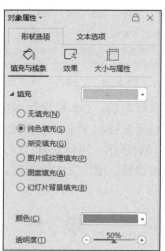

图 5-105 填充与线条

② 设置"字体"为"楷体"，"字号"为"60"，然后单击"文本工具"里的"分散对齐"按钮，选择"文本工具"里的文本填充为"黄色"，文本轮廓为"红色"，或在任

务窗格里的文本选项里的"填充与轮廓"选项中（见图 5-106）进行字体的轮廓和填充设置。

③ 在"文本工具"里单击"文本效果"按钮，选择"倒影"→"半倒影"命令，如图 5-107 所示。

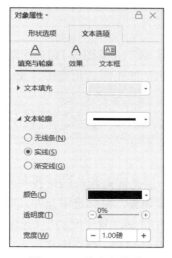
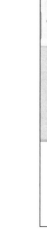

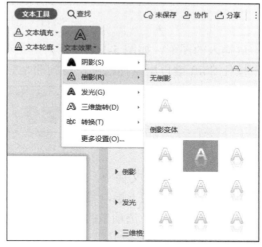

图 5-106　填充与轮廓

图 5-107　文本效果

（3）图形图像。

"插入"菜单中有"图片"和"形状"两个选项，如图 5-108 所示。

插入图片可以选择如图 5-109 所示的方式进行插入，也可以用鼠标选中相应图片直接拖入文档中。形状选项中的形状预设如图 5-110 所示。

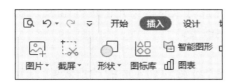

图 5-108　插入选项

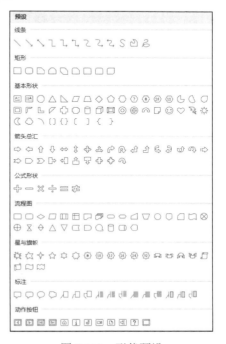

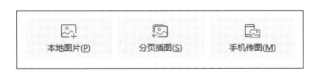

图 5-109　图片插入方式

图 5-110　形状预设

选中插入的图片，可以在"图片工具"菜单中找到图片处理选项，如图 5-111 所示。

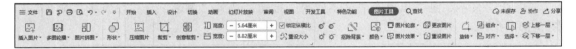

图 5-111　图片工具

选中供插入的图形，如图 5-110 所示，则是在"绘图工具"（见图 5-112）中对图形进行设置，按住 Shift 键再用鼠标绘画，得到的是等比的形状，如正圆、正方形、正三角等。

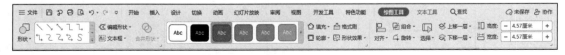

图 5-112　绘图工具

每个元件在 WPS 演示文稿中，都是单独的一层，每一层之间有相应的位置关系。往后建立的元件都在之前元件的上层，我们可以对元件层次进行调整。鼠标选中元件，右击选择"置于顶层"（见图 5-113）选项里的"置于顶层""上移一层"或"置于底层"（见图 5-114）选项里的"置于底层""下移一层"命令来对元件的层次进行调整。在"图片工具"和"绘图工具"中也有调整元件层次的选项，如图 5-115 所示。

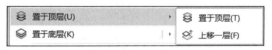

图 5-113　顶层调整

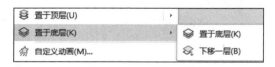

图 5-114　底层调整

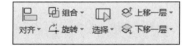

图 5-115　绘画调整选项

用鼠标框选，或者按住 Ctrl 键依次选中多个元件可以对多个元件进行组合，形成一个新的元件，从而保持这几个元件的相对位置不发生改变。

（4）动画。

选择任意元件，然后通过"动画"选项可以为每个元件添加不同的动画效果，如图 5-116 所示。

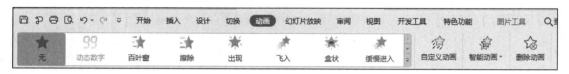

图 5-116　动画效果

动画效果大体分为"进入""强调""退出""动作路径"四种，分别如图 5-117 至图 5-120 所示，通过"动画""自定义动画"按钮进入可以看到更多效果。单击每组动画的下拉按钮还有更多的动画选择。如果动画选项为灰色，说明所建立的元件不可使用该动画。

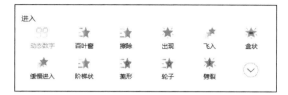

图 5-117　进入

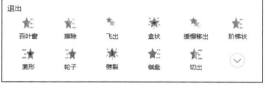

图 5-118　强调

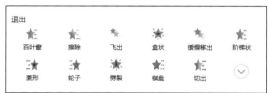

图 5-119　退出

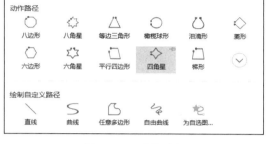

图 5-120　动作路径

创建任意一个元件并为它添加一个"飞入"的效果，如图 5-121 所示。

在任务窗格右击动画下拉菜单如图 5-122 所示，对应的有"效果选项""计时"等可以对动画的细节进行增强设置的调整，如激发动画的条件，飞入速度，飞入方向，飞入音效等。不同的动画效果有不同的选项，如图 5-123 至图 5-125 所示。

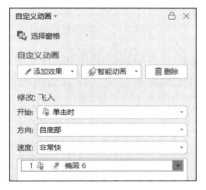

图 5-121　"飞入"动画

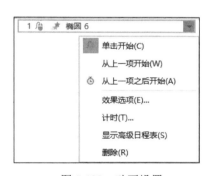

图 5-122　动画设置

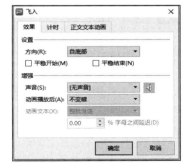

图 5-123　效果

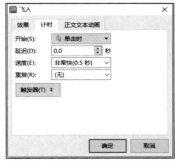

图 5-124　计时

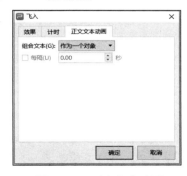

图 5-125　正文文本动画

4. WPS 演示文稿的多媒体插入

通过"插入"菜单中的"视频""音频"选项，如图 5-126 所示，可以直接在演示文稿中嵌入视频和音频或通过外链的方式嵌入一个视频地址或链接，如图 5-127 所示，从而减少 WPS 演示文稿的大小。

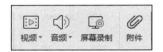

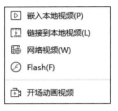

图 5-126　插入多媒体　　　　　　　　图 5-127　插入选项

插入的音频在 WPS 演示文稿里均呈现为一个橘色小喇叭，音频播放时的效果如图 5-128 所示。用户可以对歌曲的播放进行控制。

如果需要插入背景音乐，则可选择"音频"下拉列表里的"嵌入背景音乐"或"链接背景音乐"来实现，如图 5-129 所示。

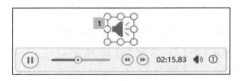

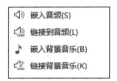

图 5-128　播放效果设置　　　　　　　　图 5-129　音频插入方式

通过"插入"菜单中的"附件"选项，可以链接更多格式的附件到 WPS 演示文稿中。但不同的附件格式，需要不同的软件来支持。有可能出现在自身计算机上连接的文件到其他计算机上没有适合的软件而不能打开的情况。

5. WPS 演示文稿的放映

（1）完整放映。

方式一：选择"幻灯片放映"→"从头开始"命令即可对制作好的幻灯片从头开始播放，如图 5-130 所示。

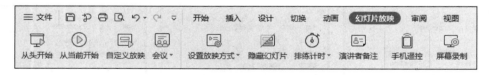

图 5-130　幻灯片放映

方式二：按 F5 键。

方式三：定位到第一页，单击页面底部工具栏中的"播放"按钮。

（2）当前页放映。

方式一：定位到需要播放的幻灯片后，选择"幻灯片放映"→"从当前开始"命令即可对制作好的幻灯片从当前幻灯片开始播放。

　　方式二：定位到需要播放的幻灯片后按 Shift+F5 快捷键。

　　方式三：定位到需要播放的幻灯片，单击幻灯片底部工具栏中的"播放"按钮。

　　通过"设置放映方式"对话框可以调整放映模式的更多选项，如图 5-131 所示。

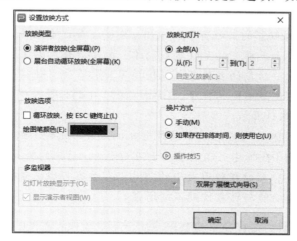

图 5-131　"设置放映方式"对话框

实验六　WPS 演示文稿高级应用

一、实验目的

综合性地运用 WPS 演示文稿。

二、实验内容

制作一个小科普内容介绍。

三、实验步骤

根据以下内容制作一个计算机科普内容 WPS 演示文稿介绍。

计算机发展史（History of Computer Development）

1. 第一台计算机"ENIAC"

1946 年 2 月 14 日，ENIAC 在美国宾夕法尼亚大学诞生，ENIAC 全称为 electronic numerical integrator and computer，是世界上第一台电子计算机。

2. 电子管计算机

电子管计算机，主要特点是采用电子管作为基本电子元器件，体积大，耗电量大，寿命短，可靠性低，成本高；存储器采用水银延迟线。

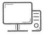
3. 晶体管计算机

晶体管计算机，是大型计算机发展的一个阶段，主要是由电子管计算机发展而来的。由于电子管是非固态的（真空的），它通常都比较庞大；并且电子管的单体使用寿命短，所以经常会有电子管烧毁导致停机，晶体管则没有这些弊端。

4. 集成电路数字计算机

1958 年，美国德州仪器的工程师 Jack Kilby 发明了集成电路（IC），将三种电子元件结合到一片小小的硅片上。更多的元件集成到单一的半导体芯片上，计算机变得更小，功耗更低，速度更快。这一时期的发展还包括使用了操作系统，使得计算机在中心程序的控制协调下可以同时运行许多不同的程序。1964～1972 年的计算机叫集成电路计算机。

5. 大规模集成电路计算机

大规模集成电路（LSI）可以在一个芯片上容纳几百个元件。到了 20 世纪 80 年代，超大规模集成电路（VLSI）在芯片上容纳了几十万个元件，后来的特大规模集成电路（ULSI）上将数量扩充到百万级。可以在硬币大小的芯片上容纳百万级数量的元件使得计算机的体积和价格不断下降，而功能与可靠性则不断增强。

要求：根据内容设计并制作完整的 WPS 演示文稿，美化设置过的对比，如图 5-132 所示。

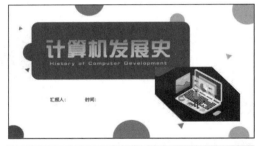
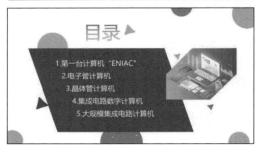

图 5-132　美化设置对比图

（1）结构：封面，目录，标题分页，内容，测试小题目，结束。

（2）内容：自行上网下载所需图片，设计风格自行设定，不够的内容可以自行添加（如汇报人、汇报时间等）。

（3）美化：合理搭配字体，调整字号，设置背景格式。

（4）动画：每页设置切换动画，为页面内的内容设置合理的出场动画效果。

（5）最后根据文字内容出一道填空题，要求鼠标单击之后再显示答案。

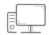

操作提示：

（1）可根据文本内容摘取相应文本用于封面、目录、标题的制作，如图 5-132 所示为还未美化的文字版。摘取关键字样做相应的页面。建议至少每一点制作一个页面。

（2）根据内容上网搜索自己需要的图片进行幻灯片的美化配图制作。

（3）可以根据 WPS 幻灯片提供的素材模板加上自定义的元件进行美化和修饰。

（4）由于幻灯片内的所有文本框或其他图形元件都是浮动的，具有一定层次。需要把相应的进行组合，方便动画设置时，可以减少设置的元件。

（5）美化修饰时注意每个页面字体的大小。复制之前设置好文本框再替换文字可以保证设置的文字效果大小不会发生改变。

（6）测试小题目的设置：填空题的制作。

方法一：题目完整录入，如图 5-133 所示，需要填空的单词部分单独剪切出来成为单独的元件。原空白位置留出来添加下画线，如图 5-134 所示。单独的答案部分设置"出现动画"，设置鼠标单击时出现即可，如图 5-135 所示。

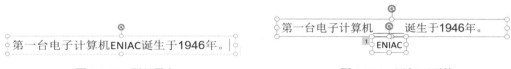

图 5-133　题目录入　　　　　　　　　　　图 5-134　添加下画线

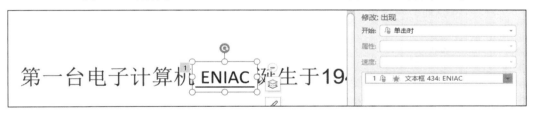

图 5-135　动画设置

方法二：题目完整录入，需要填空的单词部分直接添加下画线。添加一个矩形图形，覆盖住答案部分并露出下画线，填充方式选择"幻灯片背景填充"命令，并设置为无轮廓。如果文本框和背景不匹配，可查看背景设置或在幻灯片母版里查找问题。

第 6 章 综 合 案 例

实验一 个人简历的设计与制作

一、实验目的

（1）熟悉个人简历的基本格式与结构。
（2）掌握个人简历的常用排版。

二、实验内容

（1）表格的创建。
（2）表格的格式化操作。
（3）表格内容的编排。

三、实验步骤

毕业后，每位同学都面临就业，面对心仪的用人单位需要投递简历，以方便对方了解自己的基本情况。我们可以根据学过的 WPS 知识制作个性化的个人简历，以图 6-1 所示个人简历为例，操作步骤如下。

1. 表格的创建

（1）双击 WPS Office 图标打开 WPS Office，选择"新建文字"→"空白文档"命令，新建一张默认大小的空白页面。

（2）单击菜单栏的"插入"菜单中的"表格"下拉按钮，选择"插入表格"命令，在打开的"插入表格"对话框的"表格尺寸"选项中输入列数为 6，行数为 13。在"列宽选择"选项中选中"自动列宽"单选按钮，如图 6-2 所示，然后单击"确定"按钮，即可得到一张 6 列 13 行的空白表格。

个 人 简 历					
基本信息	姓名		性别		照片
	籍贯		民族		
	出生年月		政治面貌		
	毕业院校		专业		
	毕业时间		学制		
	学历		学位		
	联系电话		邮箱		
教育经历					
能力素质					
个人荣誉					
实践经验					
自我鉴定					

图 6-1　个人简历样表

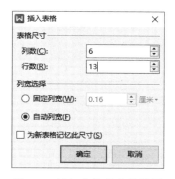

图 6-2　插入表格的参数设置

2．表格的格式化操作

我们看到，现在的表格每个单元格大小都一样，为了得到如图 6-1 所示的单元格大小不一的表格，就需要对其进行格式化的操作。

（1）制作表头"个人简历"的单元格部分。

选中第 1 行的全部单元格。可以用鼠标拖动进行选择，也可以将鼠标放到第 1 行的最左侧，出现空心箭头时单击，第 1 行就被选中了；然后单击菜单栏的"表格工具"→"合并单元格"按钮，第 1 行的 6 个单元格就合并成了一个大的单元格，如图 6-3 所示。

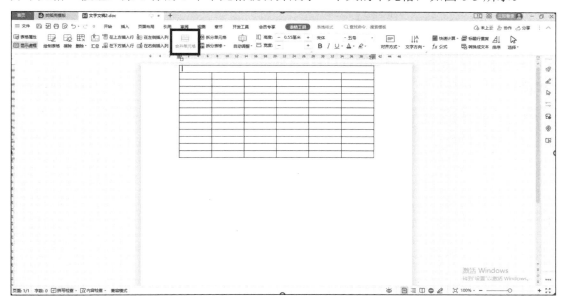

图 6-3　合并第 1 行的单元格

（2）制作"基本信息"的单元格部分。

选中第 1 列第 2～8 行的单元格，单击菜单栏的"表格工具"→"合并单元格"按钮，即可得到最左侧一个大的单元格；用同样的方法，选中最后第 1 列第 2～7 行的单元格，单击菜单栏的"表格工具"→"合并单元格"按钮，得到最右侧一个大的单元格，如图 6-4 所示。

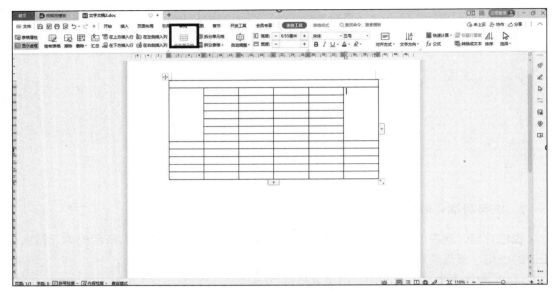

图 6-4　合并后的单元格

（3）制作"教育经历"等单元格部分。

从图 6-1 的表格上可以看出，"教育经历"栏和后面剩余表格的结构都是一样的，所以制作方法也一样：选中第 9 行第 2～6 列的单元格，单击菜单栏的"表格工具"→"合并单元格"按钮，得到一个大的单元格，用于填写"教育经历"。使用相同的方法，分别制作剩余的第 10～13 行单元格，得到如图 6-5 所示的效果。

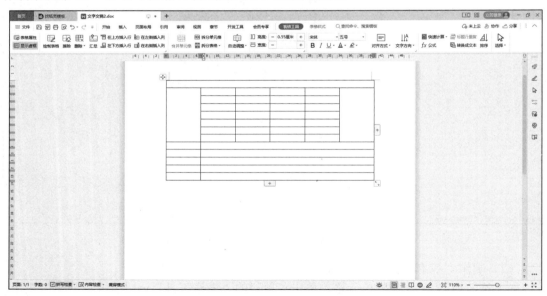

图 6-5　合并后的格式化效果

（4）调整单元格的宽度和高度。

将鼠标放在第 1 列和第 2 列的中间分割线上，当鼠标变成双向箭头时，按住鼠标左键，往左边拖动到合适的宽度时，松开鼠标即可。使用相同的方法，调整第 2～6 列的列宽，如图 6-6 所示。

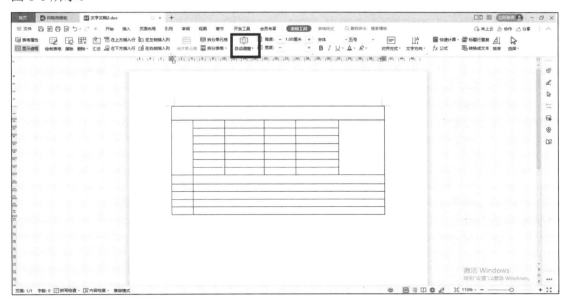

图 6-6　调整单元格宽度后效果

　　将鼠标放在第 1 行和第 2 行的中间分割线上，当鼠标变成双向箭头时，按住鼠标左键，向下拖动到合适的高度时，松开鼠标即可。使用相同的方法，调整第 9～13 行的行高，如图 6-7 所示。若想得到准确的高度，可以选择菜单栏的"表格工具"，在"高度"选项中设置具体的数值即可。

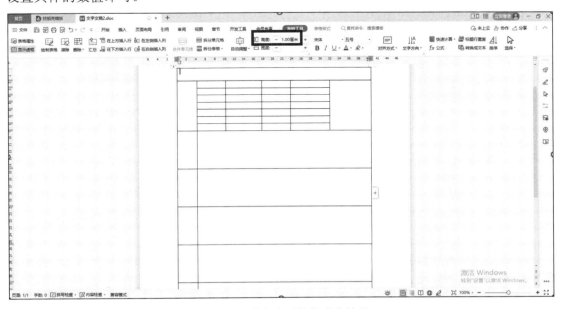

图 6-7　调整高度后的格式化效果

3. 表格内容的编排

（1）制作表头"个人简历"的内容。

在第 1 行输入"个人简历"并选中，单击菜单栏的"开始"菜单，设置字体为"宋体"，大小为"二号"，对齐方式为"居中对齐"；单击"字体"选项栏左下角的↘图标，弹出"字体"对话框，选择"字符间距"选项卡，设置"间距"为"加宽"，"值"为"10"磅，如图 6-8 所示。单击"确定"按钮，即可得到如图 6-1 所示的表头"个人简历"的版式。

（2）制作"基本信息"的内容。

选中第 2 行第 1 列合并后的单元格，输入"基本信息"并选中，单击菜单栏的"开始"菜单，设置"字体"为"宋体"，"字号"为"四号"，选择"对齐方式"为"居中对齐"；单击菜单栏的"表格工具"菜单中的"文字方向"下拉按钮，选择"垂直方向从右往左"命令，得到纵向的文字，如图 6-9 所示。

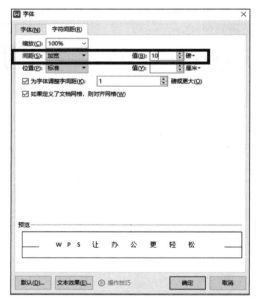

图 6-8　字符间距的参数设置

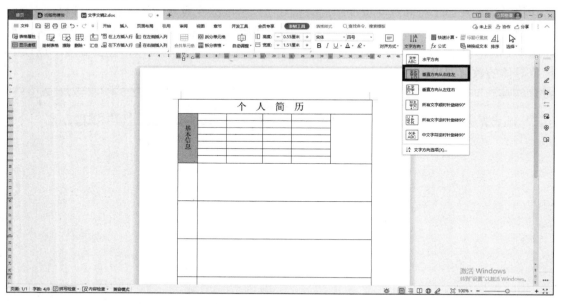

图 6-9　纵向文字方向的设置

使用相同的方法制作第 2 行最后一列的"照片"字样。因为"照片"字样所在的单元格比较宽，所以"居中对齐"以后也不能位于整个单元格最中间的位置，因此要选中"照片"所在单元格，右击，在弹出的快捷菜单中选择"单元格对齐方式"→"水平垂直居中"命令，才能得到如图 6-10 所示的效果。

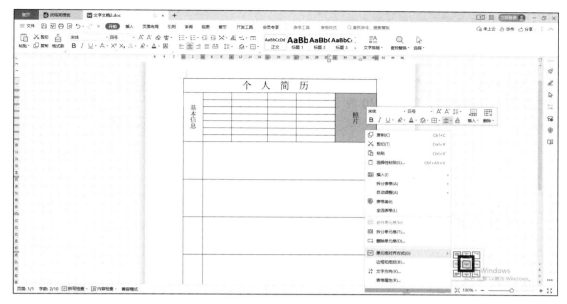

图 6-10 文字水平垂直居中的设置

在第 2 列的第 2～8 行依次输入"姓名""籍贯""出生年月""毕业院校""毕业时间""学历"和"联系电话";第 3 列暂时空白,用于填写对应信息;在第 4 列的第 2～8 行依次输入"性别""民族""政治面貌""专业""学制""学位"和"邮箱",第 5 列暂时空白,用于填写对应信息。最后选中第 2～5 列的第 2～8 行,单击菜单栏的"开始"菜单,设置"字体"为"宋体","字号"为"五号","对齐方式"为"居中对齐",设置完成后,效果如图 6-11 所示。

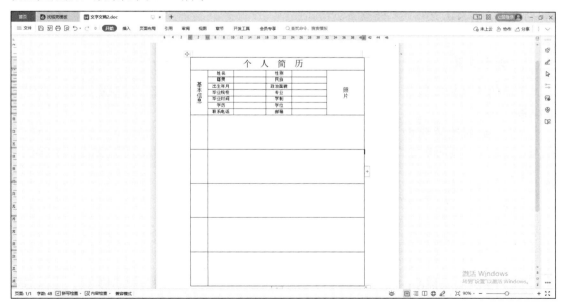

图 6-11 基本信息表格

（3）制作"教育经历"等内容。

选中第 9 行第一个单元格，输入"教育经历"并选中，单击菜单栏的"开始"菜单，设置"字体"为"宋体"，"字号"为"四号"，选择"对齐方式"为"居中对齐"；选择"表格工具"→"文字方向"→"垂直方向从右往左"命令，得到垂直方向的文字。

使用同样的方法，制作第 10 行"能力素质"，第 11 行"个人荣誉"，第 12 行"实践经验"，第 13 行"自我鉴定"。最终得到如图 6-1 所示的一张个人简历表。

实验二　毕业论文排版

一、实验目的

（1）熟悉毕业论文的基本格式与结构。
（2）熟练掌握毕业论文的常用排版知识。

二、实验内容

（1）页面设置应用。
（2）样式设置应用。
（3）图表编辑应用。
（4）参考文献格式。
（5）目录自动生成。

三、实验步骤

1. 页面设置

严谨的论文排版需要对页面布局各项参数进行准确设置，主要包含对页边距、页码等的设置。

（1）某高校毕业论文页面设置具体要求为上下页边距为 2.54cm，左右页边距为 3.18cm，则在"页面布局"菜单中的"页边距"选项中进行数值设置即可，如图 6-12 所示。

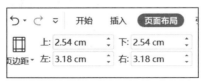

图 6-12　页面布局中设置页边距

（2）在页面底部添加页码，页码编号从正文开始，封面与目录不占用页码，操作的要点是使用"分节"设置，在"章节导航"中可以查看文档的分节。分节可以理解为将文档分为不同的模块，不同的模块可以采用不同的页面设置。操作步骤如下。

① 选中分节页，即选中正文起始页，在"章节"选项卡中选择"新增节"命令，选择"下一页分节符"，全文即分为两节。

② 单击"插入"菜单中"页码"下拉按钮，选择"页码"命令，打开"页码"对话框，"起始页码"设置为"1"，应用范围选中"本节"，单击"确定"按钮，如图 6-13 所示，即可从正文开始设置页码，如图 6-14 所示。

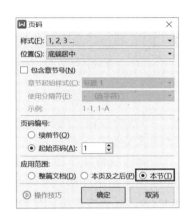

图 6-13   页码设置

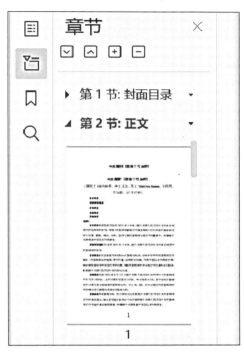

图 6-14   在正文首页设置起始页码

2．样式设置

根据论文格式排版要求设置一、二、三级标题和正文、图表公式等的样式，可以在编辑过程中直接套用已设定的样式，极大地提高排版效率。操作步骤如下。

（1）论文正文部分字体与段落的样式设置。

① 单击"开始"菜单中的"样式"组下拉按钮，选择"新建样式"命令，弹出"新建样式"对话框，在"名称"输入框中输入"论文正文"，在"样式类型"下拉列表中选择"段落"，在"样式基于"下拉列表中选择"无样式"，也就是不基于任何样式；在"后续段落样式"下拉列表中选择"论文正文"。在"格式"选项中选择相应的字体和字号，如图 6-15 所示。

② 单击如图 6-15 中所示的"格式"下拉按钮，在下拉列表中选择"段落"，打开"段落"对话框，设置论文正文段落样式为首行缩进 2 字符，行距为单倍行距 1.5 倍，然后单击"确定"按钮，在"新建样式"对话框中选中"同时保存到模板"复选框，单击"确定"按钮，在弹出的提示框中单击"是"按钮，如图 6-16 所示。新增的"论文正文"样式即可作为候选样式陈列在预设样式选项卡中，如图 6-17 所示。

医学计算机基础实践教程

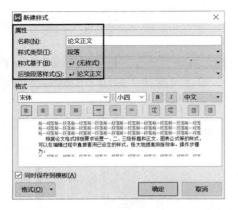

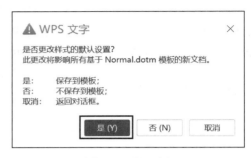

图 6-15　在新建样式中设置论文正文字体　　　　图 6-16　提示框

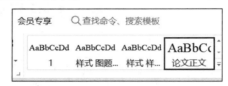

图 6-17　将"论文正文"样式保存至预设样式

（2）设置各级标题样式。

以一级标题样式为例。单击"开始"菜单中的"样式"组下拉按钮，选择"新建样式"命令。在"名称"输入框中输入"一级标题样式"；在"样式类型"下拉列表中选择"段落"；在"样式基于"下拉列表中选择"无样式"；在"后续段落样式"下拉列表中选择"论文正文"。接着设置"一级标题样式"格式：将一级标题根据论文格式要求设置为四号，黑体，并选中"同时保存到模板"复选框，如图 6-18 所示。剩下的多级标题操作同上，所有样式设置均保存到"样式"组中，如图 6-19 所示。

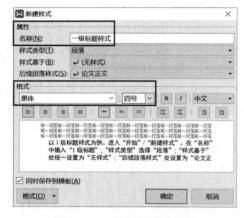

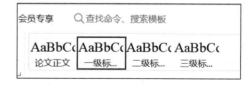

图 6-18　一级标题样式设置　　　　图 6-19　多级标题样式已保存到预设"样式"组

（3）为各级标题添加编号。

按某高校要求，论文各级标题格式如图 6-20 所示，操作步骤如下。

① 选择"开始"→"编号"→"自定义编号"命令，在弹出的"项目符号和编号"对

话框中选择"多级列表",如图 6-21 所示,单击对应的编号样式,并单击"自定义"按钮。

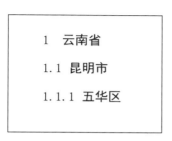

图 6-20　三级标题编号格式

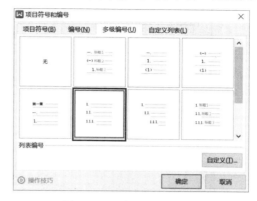

图 6-21　选择三级标题编号

② 在弹出的"自定义多级编号列表"对话框中,选择左侧级别"1",在"编号格式"输入框中输入"①",按照格式要求删去右下角的"."标号,并在"将级别链接到样式"下拉列表中选择在上述步骤中预设好的样式"一级标题样式",如图 6-22 所示,单击"确定"按钮,则该编号格式与一级标题样式可同步应用。

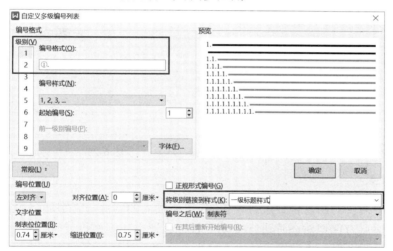

图 6-22　在"自定义多级编号列表"对话框中将级别编号格式链接到相应样式

③ 继续在"自定义多级编号列表"对话框中,选择左侧级别"2",在"编号格式"输入框中输入"①.②.",按照格式要求删去最后右下角的"."标号,并在"将级别链接到样式"下拉列表中选择在上述步骤中预设好的样式"二级标题样式",如图 6-23 所示,单击"确定"按钮,则该编号格式与二级标题样式可同步应用。

④ 继续在"自定义多级编号列表"对话框中,选择左侧级别"3",在"编号格式"输入框中输入"①.②.③.",按照格式要求删去最后右下角的"."标号,并在"将级别链接到样式"下拉列表中选择在上述步骤中预设好的样式"三级标题样式",则该编号格式与三级标题样式可同步应用。

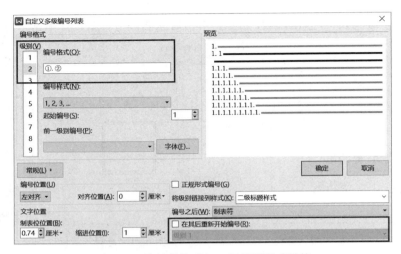

图 6-23 将编号格式与二级标题样式链接

⑤ 选中需要设置为一级标题样式的文字内容，在"开始"→"样式"列表中，单击"一级标题样式"按钮，则可得到如图 6-24 所示效果。将"昆明市"选中，单击"二级标题样式"按钮，将"五华区"选中，单击"三级标题样式"按钮，得到如图 6-25 所示效果。

图 6-24 将"云南省"设置为一级标题样式效果

图 6-25 三级标题样式效果

3. 图表设置

毕业论文中需要对图片位置进行调整时，可将插入的图片与文字环绕的格式设置为"上下型环绕"，即可方便地对图片进行拖动至目标位置。在表格设置时，通常需要设置为三线表，可通过"插入"→"表格"→"三线表"命令直接插入三线表模板，如表 6-1 所示。

表 6-1 WPS Office Word 提供的三线表模板

饮用水类型	桶装水	直饮水	X^2	P
合格数	150	521	5	6
总数	140	451	6	8
合格率/%	152	123	7	2

4. 参考文献设置

中华人民共和国国家质量监督检验检疫总局和中国国家标准化管理委员会发布了参考文献著录规则 GB/T7714－2015 版最新国标，明确规定了各类参考文献的列出格式。著录项目有八类，分别为专著[M]、期刊[J]、论文[D]、会议论文集[C]、标准[S]、专利[P]、电子文献[OL]和析出文献。

现就常用参考文献格式做如下介绍：

（1）专著[M]. 著录格式。

[序号]主要责任者. 题名：其他题名信息[文献类型标识/文献载体标识]. 其他责任者. 版本项. 出版地：出版者，出版年：引文页码[引用日期]，电子文献还要列出获取和访问路径. 数字对象唯一标识符。

示例：

[1]陈登原. 国史旧闻：第 1 卷[M]. 北京：中华书局，2000：29.

（2）连续出版物：期刊[J]；报刊[N]. 著录格式。

[序号]主要责任者. 题名：其他题名信息[文献类型标识/文献载体标识]. 年，卷（期）一年，卷（期）. 出版地：出版者[引用日期]. 获取和访问路径. 数字对象唯一标识符.

示例：

[2]李幼平，王莉. 循证医学研究方法：附视频[J/OL]. 中华移植杂志（电子版），2010，4（3）：225-228[2014-06-09]. http://www.cqvip.com/Read/Read.aspx?id=36658332.

（3）学位论文[D]. 著录格式。

[序号]主要责任者. 题名[D]. 保存地点：保存单位，年份：引文页码. 获取和访问路径.

示例：

[1]某某某.……的研究[D]. 长沙：湖南师范大学，2012：12.

（4）会议论文[C]. 著录格式。

[序号]主要责任者. 题名[C]//会议组织者. 论文集名称. 出版地：出版者，出版年. 获取和访问路径.

示例：

[1]某某某.……的研究[C]//中国声学学会. 年会论文集. 北京：某某出版社，2012：25-28.

参考文献中序号与英文字母字体通常为 Times New Roman 格式，并且在论文中以上标形式标注。

5. 目录创建

毕业论文中目录是必不可少的一项，若在首页中手动编制，容易由于文中格式或者字体的调整，使得目录与正文不一致，因此目录的生成可使用自动方式创建。

在实验二中，已经介绍了如何对各级标题进行样式设置，基于已经设置好样式的各级标题，可以非常快速地生成目录。

操作步骤如下。

将光标定位到正文前，单击"章节"菜单中的"目录页"下拉按钮。在弹出的下拉列表中选择所需目录样式，如图 6-26 所示，单击即可将目录样式应用至文档中，如图 6-27 所示。

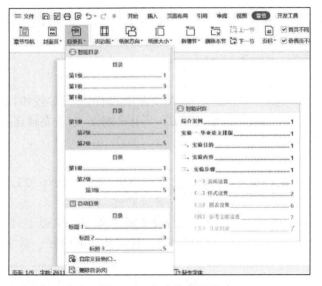

图 6-26　自动生成目录

目录

综合案例..1
　实验一　毕业论文排版..1
一、实验目的..1
二、实验内容..1
三、　实验步骤..1
　（一）页面设置..1
　（二）样式设置..2
　（三）图表设置..6
　（四）参考文献设置..7
　（五）目录创建..7

图 6-27　已生成的目录

实验三　社团竞选个人演示文稿的设计与制作

一、实验目的

（1）WPS 演示文稿的实际应用操作。
（2）熟练掌握各种图文混排的使用知识。

二、实验内容

（1）封面。
（2）目录。

（3）个人信息。

（4）爱好特长。

（5）工作经验。

三、实验步骤

1. 确定页面尺寸

在设计前先确定页面尺寸是为 4∶3 还是 16∶9，通过"设计"→"页面设置"或幻灯片大小进行设置，如图 6-28 所示。

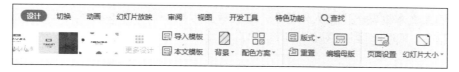

图 6-28　幻灯片设计选项

以 16∶9 为例，选择已有的模板，如图 6-29 所示。

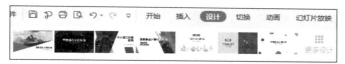

图 6-29　设计模板

我们通过设计选择一个能体现自己风格的方案。先制作封面，在主要标题输入"个人介绍"在次要标题输入自己的名字，如图 6-30 所示。

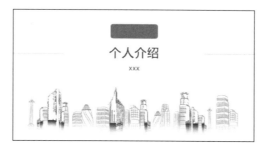

图 6-30　幻灯片标题

使用软件提供的第五套模板，进行简约的设计，同时可以把幻灯片母版（见图 6-31）里的图片提取出来做更多设计。在"设计"或者"视图"里我们都能找到进入"幻灯片模板"的选项。若需要退出母版编辑状态，则单击"幻灯片母版"里的"关闭"按钮即可。

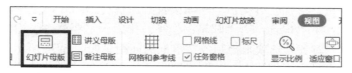

图 6-31　幻灯片母版

2. 制作目录

提取出来的图片可以做复制、更改大小、裁剪、旋转等操作，如图 6-32 所示。

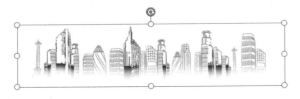

图 6-32　背景图片

利用正八边形填充咖啡效果，再复制一个更改大小作为底层仅设置边缘为虚线，无填充，下面插入文本框输入"个人信息"，把三者进行组合，如图 6-33 所示。之后依次复制，更改文本信息，即可得到如图 6-34 所示的目录效果。

图 6-33　三者组合

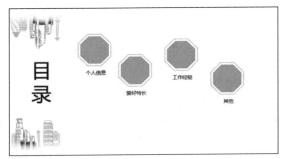

图 6-34　目录效果

3. 个人信息

利用鼠标右键选择另外的标题版式，直接输入"一、个人信息"制作个人信息部分的标题页面，如图 6-35 所示。

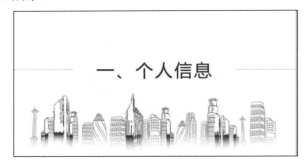

图 6-35　标题页面

其次，新建一页，添加"姓名："'"年龄："'"居住地："'"工作经验："'"毕业院校："'"主攻专业："'"电话："'"邮箱："等。排版一定要整齐，均匀。可以利用"绘图工具"菜单里的"对齐"选项来控制各文本框的间距，如图 6-36 所示。然后在空白处插入一张工作照，用来显示工作状态。此图设置为"36 磅"的"柔化边缘效果"。最终效果如图 6-37 所示。

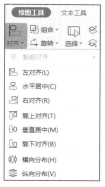

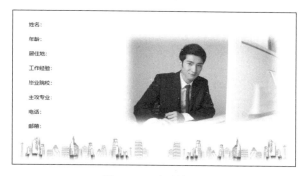

图 6-36　对齐方式　　　　　　　　图 6-37　页面效果图

4．爱好特长

用鼠标右键选择另外的标题版式，直接输入"二、爱好特长"制作爱好特长部分的标题页面，如图 6-38 所示。

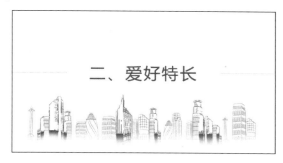

图 6-38　爱好特长页面

再次新建一页，插入图片并利用"截图"功能调整素材图片的显示范围，保留最需要的部分进行展示。再利用矩形方框进行补充，在矩形方框里设置字体，右边的空白部分则是对自己的爱好的阐述与说明，如图 6-39 所示。

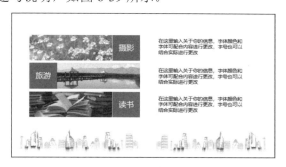

图 6-39　文字说明

5．工作经验

按照之前的方法，同样利用"图片工具"和"图形工具"的各种性质，可以得到很多不同风格的排版，如图 6-40～图 6-43 所示。

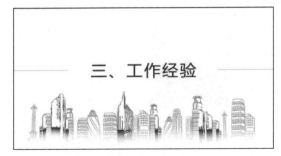

图 6-40　工作经验页面

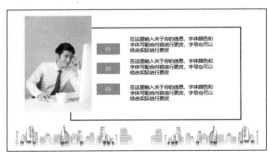

图 6-41　排版风格 1

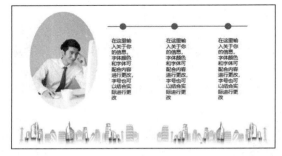

图 6-42　排版风格 2

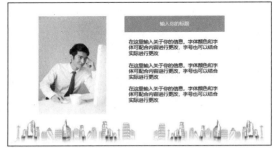

图 6-43　排版风格 3

这样简单的图文混排的个人介绍演示文稿就做好了。如果条件允许，可以为每一页增加翻页效果，在"切换"菜单里进行设置。其次可以为每页的内容增加一些动画出场的效果。

最后需要有一个结束页面，以示对你展示人的尊重，如图 6-44 所示。

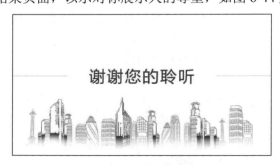

图 6-44　结束页面

实验四　大赛选手得分统计表的制作

一、实验目的

（1）表格的实际应用操作。

（2）熟练掌握各种函数用法。

二、实验内容

图 6-45 是大赛各选手赛得分统计表。

（1）将标题 A1:K10 合并居中改为红色楷体 16 号字。

（2）将选手编号用 0001、0002 来表示，并居中。

（3）设置 10 个评委的单元格列宽为 6 字符，除去标题其他行高为 18 磅。

（4）按照比赛规则去掉一个最高分，去掉一个最低分。求出每位选手的平均得分（保留 2 位小数）。

（5）用公式 RANK.EQ 计算各选手的排名。

（6）给除去标题行的表格加上淡蓝色细实线作为表格线。

选手编号	评委1	评委2	评委3	评委4	评委5	评委6	评委7	评委8	评委9	评委10
1	8.5	8.8	8.95	8.4	8.2	8.49	8.9	9.2	8.8	8.5
2	7.4	7.2	7.53	7.8	8.2	7.9	8	7.45	7.6	7.3
3	8.2	8.46	8.3	7.9	8.5	8.8	8.64	8.2	8.1	8.36
4	7.9	8.3	8.35	8.2	8	8.8	8.4	8.5	8.3	7.85
5	9	9.2	8.7	9.15	9.4	9.24	9.7	9.34	9.25	8.98
6	8.6	9.2	9	9.15	8.9	9.3	9.3	9.1	8.79	8.8
7	8.5	8.68	8.7	9.2	8.9	9.2	9.3	9.26	9.27	8.98
8	8.9	9.3	9.1	8.6	8.4	8.85	8.76	8.9	8.65	8.7

图 6-45　大赛各选手得分统计表

三、实验步骤

1. 将标题 A1:K10 合并居中改为红色楷体 16 磅字

标题行在平时操作中，经常需要使用合并居中，并且增大字号突出显示。

选择"开始"之后设置字体为"楷体"，字号为"16"磅，更改字体颜色选择为"红色"，如图 6-46 所示，最后再单击"合并居中"按钮，即可完成所有操作。

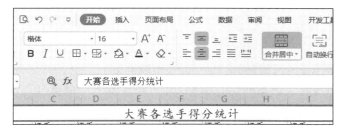

图 6-46　合并居中

2. 将选手编号用 0001、0002 来表示，并居中

选中 A3，输入"0001"，如果直接成功，则单击"居中"按钮后拖动单元格复制柄，直接刷到 A10 单元格。

若输入"0001",自动刷新为"1",则需要对单元格设置进行更改,如图 6-47 所示,设置为"文本"。之后单击"居中"按钮,再拖动单元格复制柄,直接填充到 A10 单元格。

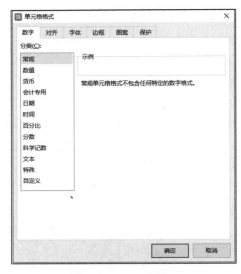

图 6-47　单元格设置

3. 设置 10 个评委的单元格列宽为 6 字符,除去标题其他行高为 18 磅

鼠标左键选中 2~10 行号,右击,在弹出的快捷菜单中选择"行高"命令,如图 6-48 所示。输入数值 18 磅,选中 B~K 列,右击,在弹出的快捷菜单中选择"列宽",如图 6-49 所示,输入数值 6 字符。

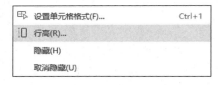 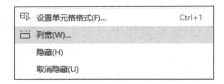

图 6-48　行高设置　　　　　　　图 6-49　列宽设置

4. 按照比赛规则去掉一个最高分,去掉一个最低分。求出每位选手的平均得分(保留 2 位小数)

去掉最高分和最低分首先要筛选出最高分和最低分。

在 L2 单元格中输入"最高分",在 M2 单元格中输入"最低分",在 N2 单元格中输入"平均分"。

单击 L3 单元格,插入函数 MAX,选择 B3:K3 单元格区域。按 Enter 键确认,计算出最高分。

单击 M3 单元格,插入函数 MIN,选择 B3:K3 单元格区域。按 Enter 键确认,计算出最低分。

单击 N3 单元格,输入函数"=(SUM(B3:K3)−L3−M3)/8",按 Enter 键确认,计算出去除最高分和最低分的平均分。

选中 N3 单元格，右击，在弹出的快捷菜单中选择"设置单元格格式"命令，打开"单元格格式"对话框，选择"数字"选项卡中的"数值"选项，设置小数位数为 2。

5. 用公式 RANK.EQ 计算各选手的排名

选择"统计"函数类中的 RANK.EQ 函数，按如图 6-50 所示的样式设置 RANK.EQ 函数参数，单击"确定"按钮。或直接输入"=RANK.EQ(F3,$F$3:$F$10)"。再利用单元格填充柄复制到 O10 单元格。

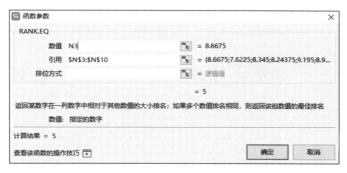

图 6-50　"函数参数"对话框

6. 给除去标题行的表格加上淡蓝色细实线作为表格线

选中 A2:O10 单元格区域，单击"开始"菜单中的"边框"选项卡里的"其他边框"按钮，如图 6-51 所示。打开"单元格格式"对话框，选择颜色为淡蓝色，在"预置"选项卡中选择"外边框"和"内部"选项，单击"确定"按钮即可完成设置，如图 6-52 所示。

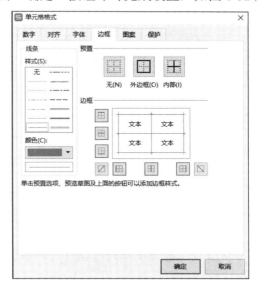

图 6-51　"开始"选项卡　　　　图 6-52　"单元格格式"对话框

最终设置完成后，效果如图 6-53 所示。

选手编号	评委1	评委2	评委3	评委4	评委5	评委6	评委7	评委8	评委9	评委10	最高分	最低分	平均分	排名
				大赛各选手得分统计										
0001	8.5	8.8	8.95	8.4	8.2	8.49	8.9	9.2	8.8	8.5	9.2	8.2	8.67	5
0002	7.4	7.2	7.53	7.8	8.2	7.9	8	7.45	7.6	7.3	8.2	7.2	7.62	8
0003	8.2	8.46	8.3	7.9	8.5	8.7	8.64	8.2	8.1	8.36	8.7	7.9	8.35	6
0004	7.9	8.3	8.35	8.2	8	8.8	8.4	8.5	8.3	7.85	8.8	7.85	8.24	7
0005	9	9.2	8.7	9.15	9.4	9.24	9.7	9.34	9.25	8.98	9.7	8.7	9.20	1
0006	8.6	9.2	9	8.9	9.15	8.9	9.3	9.1	8.79	8.2	9.3	8.5	8.98	3
0007	8.5	8.68	8.7	9.2	8.9	9.2	9.3	9.26	9.27	8.98	9.3	8.5	9.02	2
0008	8.9	9.3	9.1	8.6	8.4	8.85	8.76	8.9	8.65	8.7	9.3	8.4	8.81	4

图 6-53 大赛各选手得分统计表效果图

实验五　学生成绩单的数据管理与邮件合并

一、实验目的

（1）掌握表格的平均值函数知识。
（2）掌握表格边框的设置知识。
（3）掌握表格的排序操作知识。
（4）掌握文件的保存方法。
（5）熟悉表格的邮件合并。

二、实验内容

（1）学生成绩单数据的平均值函数应用和边框设置。
（2）学生成绩单数据的简单排序。
（3）学生成绩单数据的自定义排序。
（4）学生成绩单的保存。
（5）制作学生成绩通知单。

三、实验步骤

　　每个学期考试结束后，各科成绩都要进行汇总，制作出班级成绩单并统计排名。首先需要求出每位同学的平均分，再按照成绩高低得出班级排名，最终再生成每位同学的成绩通知单。以下内容即为学生成绩单的相关操作。

1. 学生成绩单数据的平均值函数应用和边框设置

　　（1）双击打开"学生成绩单"表格，表单中包含学号、姓名、各科成绩等，首先需要在 M2 和 N2 单元格新建两列，列标题分别为"平均分"和"班级排名"；为了和前面单元格的边框保持一致，选中 M2 到 N32 单元格，单击"开始"→"边框"→"所有框线"按钮，如图 6-54 所示。

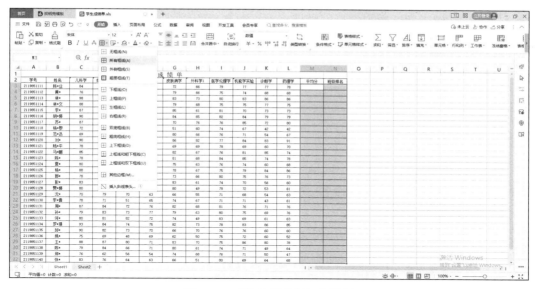

图 6-54　表格边框的添加和设置

（2）选中平均分所在列的第一个单元格 M3，单击菜单栏的"公式"菜单中的"插入函数"按钮，打开"插入函数"对话框，选择 AVERAGE 函数，单击"确定"按钮，然后按住鼠标左键选择数值区间 C3 到 L3，"数值 1"输入框内出现"C3:L3"，单击"确定"按钮，即可得到第一位同学的平均分，如图 6-55 所示。

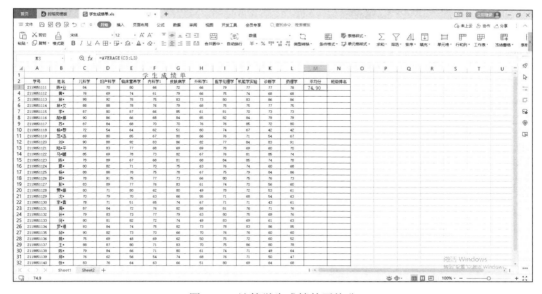

图 6-55　计算学生成绩的平均分

（3）单击 M3 单元格，将鼠标移动到单元格右下角，当光标形状变成实心十字形时，就启动了"自动填充柄"的功能，按住鼠标左键拖动到最后一个单元格 M32，即可得出所有同学的平均分；再单击鼠标右键，在弹出的快捷菜单中选择"设置单元格格式"命令，打开"单元格格式"对话框，选择"数字"选项卡下的"数值"选项，设置小数位数为 2，单击"确定"按钮，即可得出每位同学精确到小数点后两位的成绩，如图 6-56 所示。

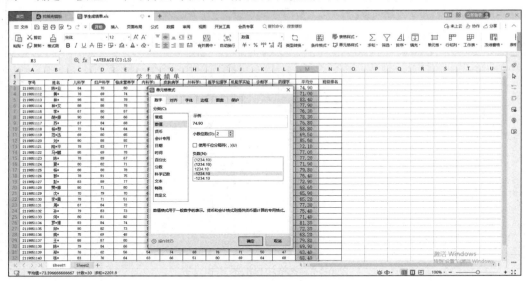

图 6-56　学生成绩单的平均分格式设置

2. 学生成绩单数据的简单排序

选中平均分所在的 M2 单元格，单击菜单栏的"开始"菜单中的"排序"下拉按钮，选择"降序"选项，如图 6-57 所示，平均分就自动完成了从高到低的排序；观察表单，第 6 行杨同学和第 7 行王同学的平均分一样，排名应该是并列。

图 6-57　学生成绩单平均分的简单排序

3. 学生成绩单数据的自定义排序

若要考虑某几门科目的分数进行排序，则应当选择"自定义排序"选项，添加具体科目为排序的"次要关键字"再进行排序。如：排序条件依次为"平均分""儿科学""外科学1"，按照从高到低进行排序，即出现相同分数时，考虑下一个排序条件，如图 6-58 所示。选中排名所在列的第一个单元格 N3 输入 1，按住鼠标左键用"自动填充柄"拖动到最后一个单元格 N32，就得到了 1 到 30 的班级排名序号。因为有排序条件，王同学的排名就在杨同学之前了。

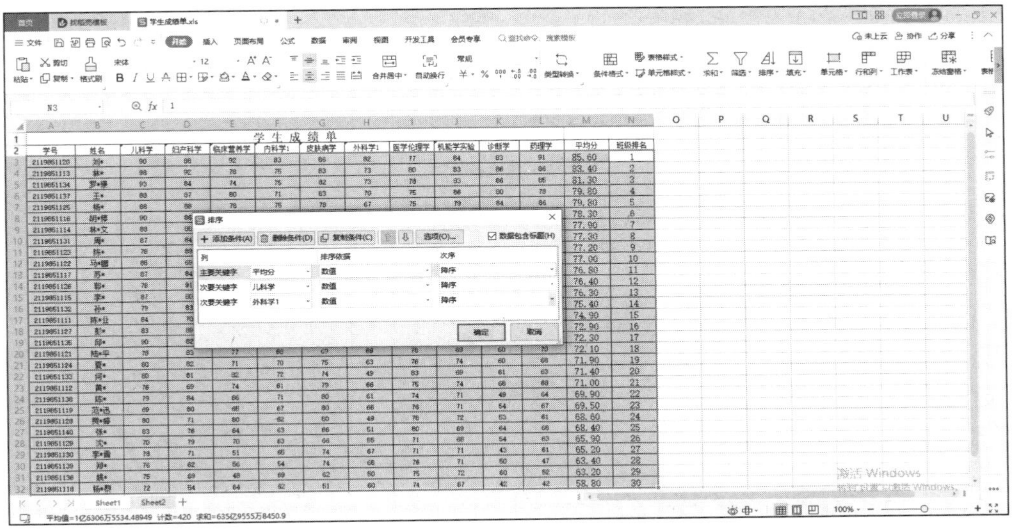

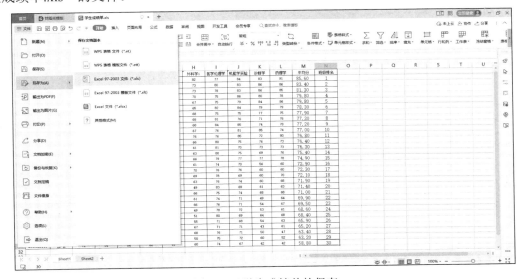

图 6-58　学生成绩单平均分的自定义排序

4．学生成绩单的保存

选择菜单栏的"文件"菜单，单击"另存为"按钮，将当前表单另存为 .xls 格式，如图 6-59 所示，文件名为"学生成绩单"，保存路径为"桌面"，此时桌面上就有一个"学生成绩单.xls"的文件。

图 6-59　学生成绩单的保存

5. 制作学生成绩通知单

（1）打开事先做好的"成绩通知单模板.doc"文件，单击菜单栏上的"邮件合并"菜单，单击"打开数据源"下拉按钮，选择"打开数据源"选项，如图 6-60 所示，找到存储在桌面上的"学生成绩单.xls"文件，然后双击打开。

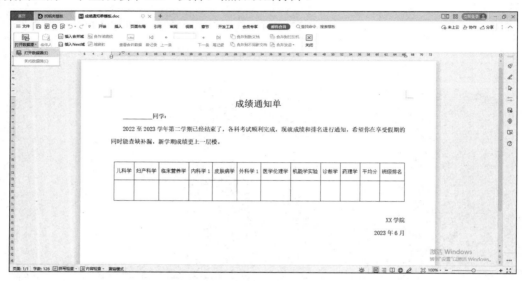

图 6-60 使用邮件合并命令打开数据源

（2）选中需要加入名字数据的"＿＿＿同学："下画线处，单击"邮件合并"菜单中的"插入合并域"按钮，在弹出的"插入域"对话框中，选择"姓名"数据源，如图 6-61 所示；单击"插入"按钮，再单击"关闭"按钮，此时就会出现"《姓名》同学"的样式，如图 6-62 所示。

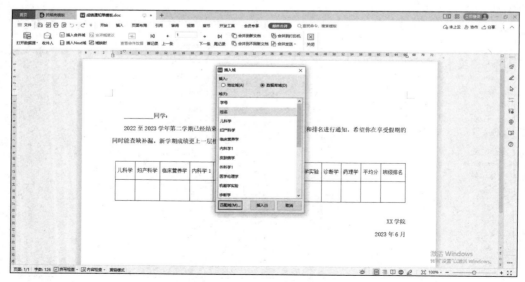

图 6-61 选择"姓名"数据源

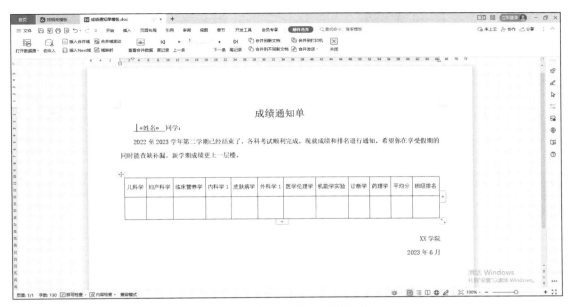

图 6-62　插入"姓名"数据源

（3）选中"儿科学"下方的单元格，在此处需要显示具体的分数。单击"邮件合并"菜单中的"插入合并域"按钮，弹出"插入域"对话框，选择"儿科学"数据源，如图 6-63 所示；单击"插入"按钮，再单击"关闭"按钮，此时就会出现 "《儿科学》"的样式，如图 6-64 所示，此时并没有直接显示分数，需要等待后续步骤全部完成才会显示分数。

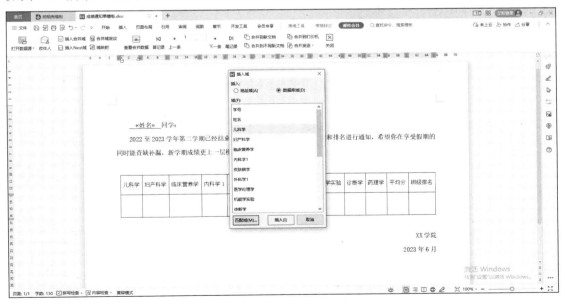

图 6-63　选择"儿科学"数据源

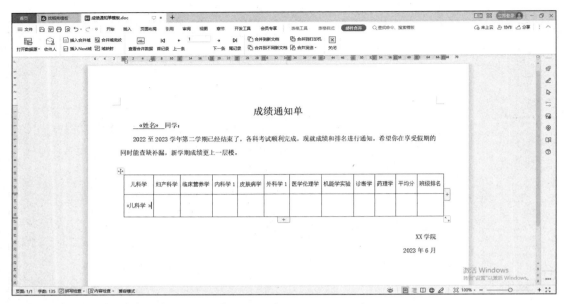

图 6-64　插入"儿科学"数据源

（4）重复以上步骤，用同样的方法依次插入其他对应数据源，数据源全部插入完毕后，如图 6-65 所示。

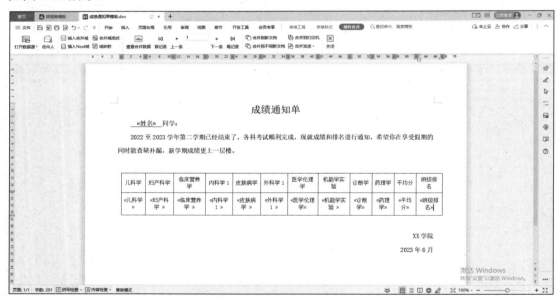

图 6-65　插入全部数据源

（5）单击"邮件合并"菜单中的"合并到新文档"按钮，在打开的"合并到新文档"对话框中选中"合并记录"选项下的"全部"单选按钮，如图 6-66 所示，单击"确定"按钮；就会自动生成一个包含名单中所有同学的成绩通知单的文档，包含了各科成绩和排名信息，每位同学的信息独占一个页面，且每个页面都是统一的格式，如图 6-67 所示，保存后即可以打印，或将电子版分发给每位同学。

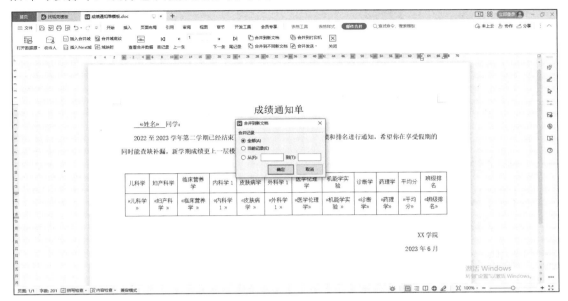

图 6-66　合并所有记录

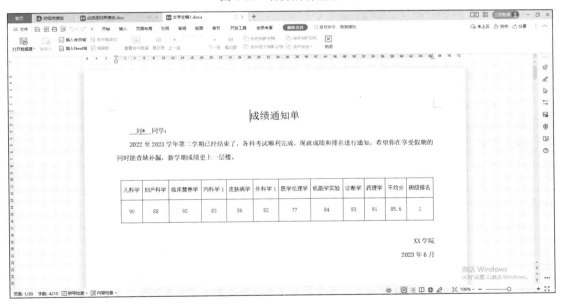

图 6-67　邮件合并完成的成绩通知单

第 7 章 信息安全

信息安全综合实验

一、实验目的

（1）了解 360 杀毒软件的安装与使用方法。

（2）了解 Windows 防火墙的设置与使用方法。

二、实验内容

（1）360 杀毒软件的安装和使用。

（2）Windows 防火墙的设置和使用。

三、实验步骤

1. 360 杀毒软件的安装和使用

360 杀毒软件是一款免费的云安全杀毒软件。它创新性地整合了五大领先查杀引擎，包括国际知名的 BitDefender 病毒查杀引擎、Avira（小红伞）病毒查杀引擎、360 云查杀引擎、360 主动防御引擎以及 360 第二代 QVM 人工智能引擎。360 杀毒 5.0 版本集成了 360 第二代 QVM 人工智能引擎。这是 360 自主研发的一项重大技术创新，它采用人工智能算法，具备"自学习、自进化"能力，无须频繁升级特征库，就能检测到 70% 以上的新病毒。具有查杀率高、资源占用少、升级迅速等优点。

360 杀毒软件主界面如图 7-1 所示。

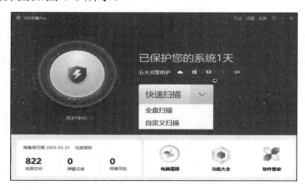

图 7-1　360 杀毒软件主界面

（1）安装 360 杀毒软件。操作步骤如下。

① 首先打开 360 杀毒官方网站，下载最新版本的 360 杀毒安装程序。然后双击安装包，这时会弹出软件安装向导。单击"更换目录"选择程序安装路径；也可以不选安装路径，直接使用默认设置，单击"立即安装"按钮。

② 接下来进入开始安装界面，显示程序的安装进度。

③ 等待程序安装。当程序安装完成之后，自动启动或手动双击程序图标，就可以进入360 杀毒软件的主界面。

（2）使用 360 杀毒软件查杀病毒。

① 360 杀毒软件主界面有三种病毒扫描选项：快速扫描、全盘扫描、自定义扫描。其中，快速扫描仅扫描 Windows 系统目录及 Program Files；而全盘扫描将扫描所有磁盘；自定义扫描将扫描用户指定的目录或文件。查杀病毒时，只需选择对应的扫描方式，就可以进行病毒查杀。启动扫描后会显示扫描进度，窗口中可以看到正在扫描的文件、总体进度，以及发现问题的文件。

如果希望 360 杀毒软件在扫描完成后自动关闭计算机，应选中软件左下角的"扫描完成后自动处理并关机"复选框，如图 7-2 所示。

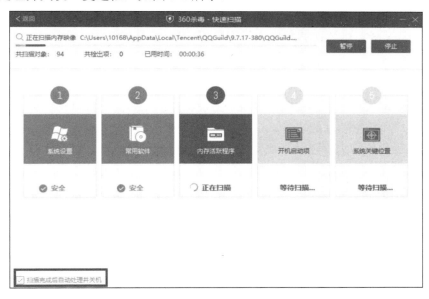

图 7-2　360 杀毒软件扫描设置

② 病毒处理。360 杀毒软件扫描到病毒后，会首先尝试清除文件携带的病毒，如果无法清除，则会提示用户删除感染病毒的文件。木马和间谍软件由于并不采用感染其他文件的形式，而是其自身即为恶意软件，因此会被直接删除，如图 7-3 所示。

当 360 杀毒软件在计算机中连续拦截到同一病毒"家族"的病毒时，表明该计算机存在严重的安全漏洞，病毒可以轻易入侵计算机。此时，360 杀毒软件会提示尽快修复计算机中的安全漏洞，阻止病毒入侵。

医学计算机基础实践教程

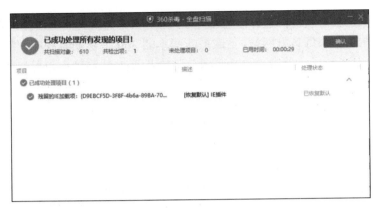

图 7-3　360 杀毒软件病毒处理提示

③ 升级 360 病毒库。360 杀毒软件具有自动升级功能，可以在 360 杀毒软件设置过程中开启自动升级功能，360 杀毒软件会在有升级可用时自动下载并安装升级文件。自动升级完成后会通过气泡窗口提示。若要手动进行升级，可在 360 杀毒软件主菜单中单击"检查更新"按钮，升级程序会连接服务器检查是否有可用更新，如果有则单击"升级"按钮即可下载并安装升级文件。

2. Windows 防火墙的设置和使用

防火墙是一个位于计算机和它所连接的网络之间的软件。该计算机流入流出的所有网络通信均要经过防火墙。防火墙可以禁止来自特殊站点的访问，从而防止来自不明入侵者的所有通信。还可以在计算机与网络上可能造成损害的内容之间建立保护屏障，帮助计算机抵御恶意用户和恶意软件的攻击。

Windows 提供的防火墙以及其他安装于个人主机中的防火墙，都属于基于主机的防火墙，可以拦截对主机的非法入侵。例如，防止远程主机对主机的非法扫描等，从而提高主机的安全性。Windows 防火墙的设置分为入站规则和出站规则，总体来说，如果想阻止本机对外的主动连接，那么应该在"出站规则"中进行设置；如果想阻止外部主机主动连接本机的某些网络请求，那么应该在"入站规则"中进行设置。

在 Windows 10 操作系统中，系统自带的防火墙软件 Windows Defender 是一个用来移除、隔离和预防间谍软件的程序。Windows Defender 防火墙是内置于 Windows 中的防火墙软件，用于控制允许或阻止网络流量通过网络传入或传出计算机，Windows Defender 防火墙默认处于打开状态。

（1）启用、关闭 Windows 防火墙。Windows 系统默认都是自动开启防火墙功能的。防火墙状态查看与更改操作如下。

在 Windows 10 操作系统中选择"开始"→"控制面板"命令，打开控制面板，单击"用户账户"按钮，如图 7-4 所示。

在打开的"用户账户"窗口中，选择左侧的"系统和安全"命令，如图 7-5 所示。

在打开的"系统和安全"窗口中，选择"Windows Defender 防火墙"→"检查防火墙状态"命令，如图 7-6 所示。

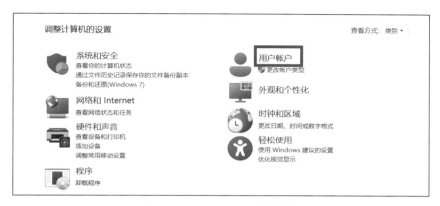

图 7-4　Windows 10 控制面板

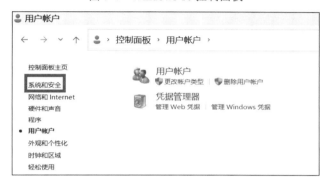

图 7-5　"用户账户"窗口

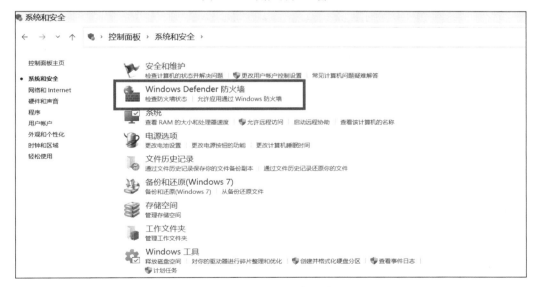

图 7-6　"系统和安全"窗口

在打开的"Windows Defender 防火墙"窗口中，可以查看防火墙状态为"启用"，如图 7-7 所示。

医学计算机基础实践教程

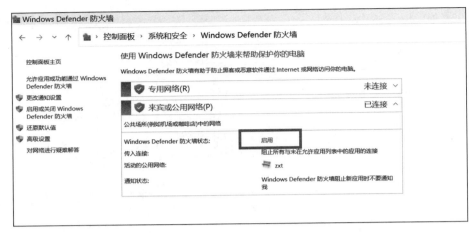

图 7-7　"Windows Defender 防火墙"窗口

默认状态下，防火墙是打开的。如果想关闭防火墙，可在如图 7-7 所示的窗口中，选择左侧"启用或关闭 Windows Defender 防火墙"命令，在打开的"专网网络设置"窗口中选择具体的网络，选中"关闭 Windows Defender 防火墙（不推荐）"单选按钮，如图 7-8所示。

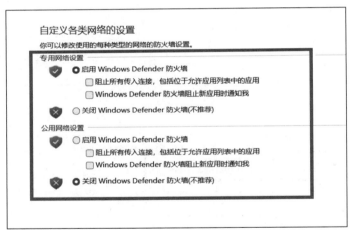

图 7-8　防火墙状态设置

（2）Windows Defender 防火墙的基本设置。

开启 Windows Defender 防火墙后，如果有程序或服务首次运行并且试图访问网络，防火墙就会弹出 Windows 安全警报对话框询问用户是否允许该访问。若是正常程序访问，则选择"允许访问"，程序即可正常运行；否则选择"取消"，防火墙就会阻止该程序执行网络通信。通过防火墙设置的方法，可以将应用程序设置为"允许通过防火墙"。

① 允许或拒绝某应用程序（如"腾讯QQ"）访问网络。操作步骤如下。

打开 Windows 10 控制面板，选择"用户账户"→"系统和安全"命令，在打开的"系统和安全"窗口中，选择"Windows Defender 防火墙"→"允许应用通过 Windows 防火墙"命令，如图 7-9 所示。

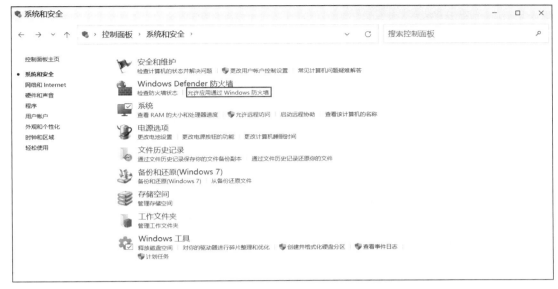

图 7-9　"系统和安全"窗口

在新打开的窗口中，单击"更改设置"按钮，就可以在"允许的应用和功能"选项中进行操作。取消选中"腾讯 QQ"复选框，单击"确定"按钮，如图 7-10 所示，"腾讯 QQ"应用程序就被拒绝在专用网络下通过防火墙进行通信了。若要将"腾讯 QQ"设置为允许在专用网络下通过防火墙进行通信，则再将其前边的复选框选中即可。如果要添加其他未列出的应用程序，可以通过右下角的"允许其他应用"按钮来添加。如果要删除一个规则，则在"允许的程序"窗口中选择对应规则，单击"删除"按钮，在弹出的"删除程序"对话框中单击"确定"按钮即可。

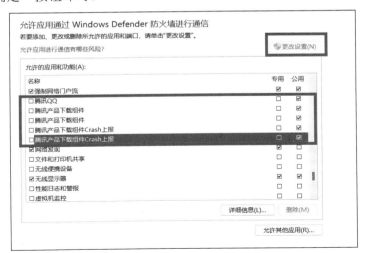

图 7-10　"允许应用通过 Windows Defender 防火墙进行通信"窗口

② 重置 Windows Defender 防火墙。如果已对某些 Windows Defender 防火墙设置进行了更改，或者误操作，造成应用程序无法正常使用，希望将其撤销，可以将 Windows Defender

防火墙还原为默认设置。

选择"开始"→"设置"→"系统和安全"→"Windows Defender 防火墙"命令，在打开的窗口中选择左侧的"还原默认值"即可。如图 7-11 所示。还原默认设置将会删除为所有网络位置类型中设置的所有 Windows 防火墙设置。这可能会导致以前已允许通过防火墙的某些程序停止工作。

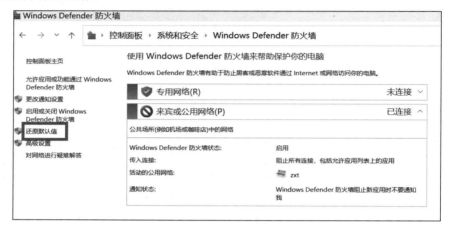

图 7-11　还原默认值

（3）Windows 防火墙的高级设置。

在如图 7-12 所示的窗口中选择左窗格的"高级设置"命令，打开"高级安全 Windows Defender 防火墙"窗口，如图 7-12 所示，可对 Windows 防火墙进行高级设置。它主要涉及入站规则、出站规则和连接安全规则、监视的定制。

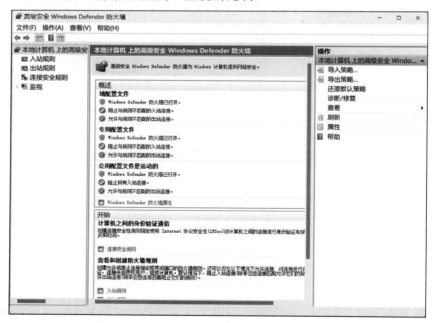

图 7-12　"高级安全 Windows Defender 防火墙"窗口

下面以创建远程桌面（端口号 3389）为例，介绍防火墙出入站规则的创建。

① 在"高级安全 Windows Defender 防火墙"窗口中，右击左侧的"入站规则"，在弹出的快捷菜单中选择"新建规则"命令，如图 7-13 所示。

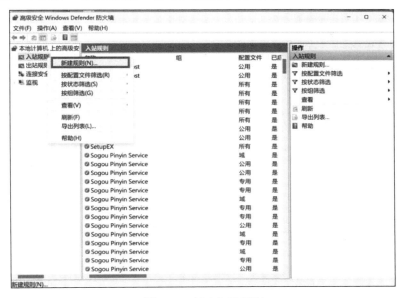

图 7-13　新建入站规则

② 在弹出的"新建入站规则向导"窗口中，以创建远程桌面（端口号 3389）为例，创建规则的类型，选择"端口号"选项，单击"下一步"按钮。在新打开的窗口中，选中 TCP 单选按钮，在"特定本地端口"输入框中输入"3389"，然后单击"下一步"按钮，如图 7-14 所示。

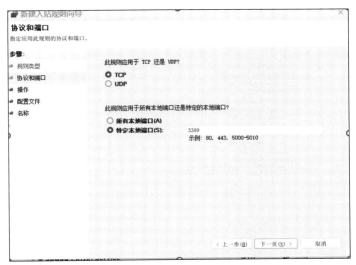

图 7-14　新建入站规则向导

③ 在"操作"窗口中选中"允许连接"单选按钮，然后单击"下一步"按钮，在"配

置文件"窗口中选中"域""专用""公用"复选框，然后单击"下一步"按钮，在"名称"窗口中输入"3389"，单击"下一步"按钮，如图 7-15 所示。

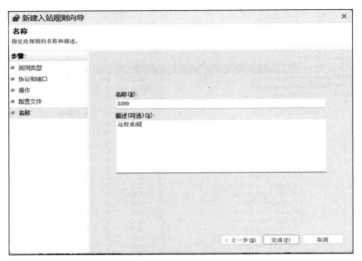

图 7-15 "名称"窗口

④ 回到规则池，就可以看到新建的规则 3389 了。如图 7-16 所示，出入站规则的设置方法是一样的。

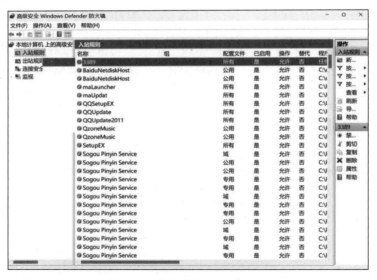

图 7-16 入站规则 3389 的启用

第二部分

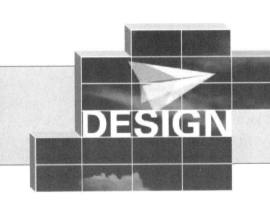

DESIGN

课后习题及参考答案

- 课后习题
- 参考答案

课 后 习 题

第1章 信息与计算机技术基础

一、判断题

1. 信息成为经济与社会发展的主导因素，与物质、能源并称为支撑人类社会生存与发展的三大资源。

    A．对   B．错

2. 人的信息器官不包括效应器官。

    A．对   B．错

3. 信息技术就是计算机技术。

    A．对   B．错

4. 医学信息学包括医学术语。

    A．对   B．错

5. 国际上流行的医疗信息数据标准主要有 ICD、SNOMED CT、DICOM、LOINC、HL7 等。

    A．对   B．错

6. 第一代计算机的发明是为了满足军事方面的需要。

    A．对   B．错

7. 第三代计算机使用的逻辑元件是中、小规模集成电路。

    A．对   B．错

8. 微型计算机属于第五代计算机。

    A．对   B．错

9. 个人计算机的核心是使用微处理器。

    A．对   B．错

10. 数学中的"四色问题"不可以用计算机来计算。

    A．对   B．错

11. 大型计算机需要具备高度的灵活性、安全性和及时响应能力。

    A．对   B．错

12. 数据处理是当今计算机应用的主流。

    A．对   B．错

13. 人工智能的主要目的是用计算机全面取代人类。

    A．对   B．错

14. 医院信息系统只管理人流、物流，不管理财流。

    A．对   B．错

15. 是否具备功能完善的医院信息系统已成为目前衡量一家医疗机构是否具备良好服务和先进水平的重要标准。

    A．对   B．错

16. 量子计算机只是理论设想，目前仍然未实现。

    A．对   B．错

17. 光计算机的运算速度在理论上可达每秒千亿次以上，但能量消耗极大。

    A．对   B．错

18. 擅长于特定任务的人工智能为强人工智能。

    A．对   B．错

19. 人工智能无法生成音乐作品。

    A．对   B．错

20. 机器人在医疗领域可以完全取代医生进行手术。

    A．对   B．错

21. 计算机内部是个二进制世界，在二进制系统中只有 1 和 2 两个数。

    A．对   B．错

22. 0 的原码、反码、补码都相同。

    A．对   B．错

23. ASCII 码的最高位为 1。

    A．对   B．错

24. 1bit=8Byte。

    A．对   B．错

25. 1TB=1024MB。

    A．对   B．错

26. 定点数的小数点位置是固定的。

    A．对   B．错

27. 浮点数的表示方式适用于计算机中的加法和减法运算。

    A．对   B．错

28. 浮点数采用科学记数法表示，包括尾数和指数部分。

    A．对   B．错

29. 在反码表示法中，最高位是符号位，如果最高位为 1，则该数为负数。

    A．对   B．错

30. 在原码表示法中，最高位是符号位，如果最高位为 0，则该数为正数。

    A．对   B．错

二、单选题

1. ＿＿＿＿＿＿技术是思维器官功能的延长。

    A．感测   B．通信

    C．计算机和智能   D．控制

2．中国医学科学院医学信息学术语是＿＿＿＿＿＿＿。

    A．ICD   B．SNOMED CT

    C．DICOM   D．CMA

3．计算机的发展阶段通常是按计算机采用的＿＿＿＿＿＿＿来划分的。

    A．内存容量   B．电子逻辑元件

    C．程序设计语言   D．操作系统

4．ENIAC 的运算速度是＿＿＿＿＿＿＿次加法/秒。

    A．5000   B．55000

    C．50000   D．5500

5．第二代计算机使用＿＿＿＿＿＿＿作外存储器。

    A．纸带、卡片   B．纸带、磁盘

    C．磁盘、磁鼓   D．卡片、磁带

6．第三代计算机使用＿＿＿＿＿＿＿作主存储器。

    A．磁芯   B．磁盘

    C．半导体存储器   D．晶体管

7．世界上第一块集成电路使用于＿＿＿＿＿＿＿计算机。

    A．第一代   B．第二代

    C．第三代   D．第四代

8．目前正在普遍使用的计算机是＿＿＿＿＿＿＿计算机。

    A．生物   B．电子管

    C．光   D．超大规模集成电路

9．我国第一款通用 CPU 是＿＿＿＿＿＿＿。

    A．龙腾   B．龙芯

    C．银河   D．龙跃

10．个人计算机现在已开始使用＿＿＿＿＿＿＿微处理器。

    A．16 位   B．32 位

    C．64 位   D．128 位

11．计算机中功能最强的机型是＿＿＿＿＿＿＿。

    A．巨型机   B．小巨型机

    C．工作站   D．主机

12．许多企业现在都使用计算机计算、管理职工工资，这属于计算机＿＿＿＿＿＿＿应用领域中的＿＿＿＿＿＿＿。

    A．科学计算   B．数据处理

    C．过程控制   D．辅助工程

13．利用计算机的图形处理能力来进行设计工作的软件是＿＿＿＿＿＿＿。

A．CAD
B．CAM
C．CAI
D．CAD & CAM

14．虽然计算机具有很强大的功能，但它目前无法＿＿＿＿＿＿＿。
A．高速准确地进行大量数值运算
B．高速准确地进行大量逻辑运算
C．辅助药物设计
D．取代医生进行手术活动

15．下列选项中，属于医院信息系统的是＿＿＿＿＿＿＿。
A．MIS
B．CAM
C．CAI
D．HIS

16．核磁共振成像仪使用的是计算机的＿＿＿＿＿＿＿应用。
A．计算机辅助诊断和辅助决策系统
B．医学情报检索系统
C．疾病预测预报系统
D．计算机医学图像处理与图像识别

17．1965年提出的"摩尔定律"，其内容为：当价格不变时，集成电路的硅片上可容纳的晶体管数目，约每隔＿＿＿＿＿＿＿个月便会增加一倍，性能也将提升一倍。
A．6～12
B．12～18
C．18～24
D．24～30

18．生物计算机能耗仅有现代计算机的＿＿＿＿＿＿＿。
A．一亿分之一
B．十亿分之一
C．百亿分之一
D．千亿分之一

19．我国科学家已经实现了255个光子的九章3号计算原型机，它针对特定问题的求解能力已经比经典的超级计算机快＿＿＿＿＿＿＿倍。
A．百亿
B．千亿
C．万亿
D．亿亿

20．光计算机的运算速度在理论上可达每秒＿＿＿＿＿＿＿次以上
A．百亿
B．千亿
C．万亿
D．亿亿

21．＿＿＿＿＿＿＿年，麦卡锡、明斯基等科学家在美国达特茅斯学院首次提出"人工智能，简称AI"这一概念。
A．1945
B．1956
C．1964
D．1970

22．智能机器"会听"是指＿＿＿＿＿＿＿具有功能。
A．语音识别
B．图像识别
C．语音合成
D．定理证明

23．2017年我国政府印发了《新一代人工智能发展规划》明确了到＿＿＿＿＿＿＿年，人工智能理论、技术与应用总体达到世界领先水平，成为世界主要人工智能创新中心。
A．2020
B．2025
C．2030
D．2035

24．通常所讲的AI，指的是＿＿＿＿＿＿＿。
A．弱人工智能
B．专用人工智能

    C．强人工智能   D．超人工智能

25．医学影像诊断中使用的人工智能技术主要是_____。

    A．计算机视觉   B．自然语言处理

    C．手术机器人   D．多轮对话机器人

26．计算机内部采用_____来表示数据和指令。

    A．二进制   B．八进制

    C．十进制   D．十六进制

27．计算机进行程序控制的最小单位是_____。

    A．字   B．字节

    C．指令   D．程序

28．将二进制小数 1101.011B 转换成十进制数为_____。

    A．13.375   B．13.25

    C．14.25   D．14.375

29．将十六进制数 3B 转换成十进制数为_____。

    A．59   B．62

    C．69   D．75

30．+7 的补码是_____。

    A．00000111   B．10000111

    C．11111000   D．11111001

31．原码是指_____。

    A．符号位加上真值的绝对值   B．符号位取反

    C．符号位不变，其余各位取反   D．以上都不对

32．在 8 位二进制中，原码的范围是_____。

    A．[-127, 127]   B．[-128, 127]

    C．[0, 255]   D．[255, 0]

33．如果一个负数的原码是 10101010，那么它的反码是_____。

    A．10101010   B．01010101

    C．11010101   D．11010100

34．如果一个负数的原码是 10101010，那么它的补码是_____。

    A．10101010   B．01010101

    C．11010110   D．10010101

三、多选题

1．我国著名信息科学家钟义信提出的"全信息"概念边界包括_____。

    A．传感学科   B．通信学科

    C．控制论学科   D．计算学科

2．信息具备下列哪些主要特征_____。

A．载体的依附性　　　　　　　　B．价值的绝对性

C．价值的时效性　　　　　　　　D．价值的相对性

3．人体的信息器官主要包括_____。

　　A．感觉器官　　　　　　　　　　B．传导神经网络

　　C．思维器官　　　　　　　　　　D．效应器官

4．信息技术的基本内容有_____。

　　A．感测技术　　　　　　　　　　B．通信技术

　　C．计算机和智能技术　　　　　　D．控制技术

5．目前，国际上流行的医疗信息数据标准主要有_____。

　　A．ICD　　　　　　　　　　　　B．SNOMED CT

　　C．DICOM　　　　　　　　　　　D．CAD

6．医学信息学的覆盖领域包括_____。

　　A．临床信息学　　　　　　　　　B．医学图形信息学

　　C．生物信息学　　　　　　　　　D．药物信息学

7．第四代大规模、超大规模集成电路计算机的特点有_____。

　　A．体积大　　　　　　　　　　　B．集成了多媒体技术

　　C．存储容量大　　　　　　　　　D．主要用于数据处理

8．计算机的特点有_____。

　　A．运算速度快　　　　　　　　　B．计算精度高

　　C．具有记忆和逻辑判断能力　　　D．可靠性高，通用性强

9．在医学领域，以计算机为核心构建的系统和应用有_____。

　　A．医院信息系统　　　　　　　　B．计算机辅助药物设计

　　C．医学图形图像处理　　　　　　D．临床虚拟助手

10．采用二进制编码表示信息的优点有_____。

　　A．容易在技术上实现　　　　　　B．可读性强

　　C．运算简单　　　　　　　　　　D．便于实现逻辑运算

11．在补码表示法中，下列说法中，正确的有_____。

　　A．正数的补码与其原码相同　　　B．负数的补码是其原码的反码加1

　　C．零的补码有两种，即+0和-0　　D．负数的补码是其原码的反码减1

12．在反码表示法中，下列说法中，正确的有_____。

　　A．正数的反码与其原码相同

　　B．负数的反码是其原码的反码减1

　　C．零的反码有两种，即+0和-0

　　D．负数的反码是其原码的符号位不变，其余位取反

13．关于定点数和浮点数，下列说法中，正确的有_____。

　　A．定点数是一种表示有限精度数的方法，其中小数点的位置是固定的

　　B．浮点数是一种表示实数的方法，其中小数点的位置是浮动的

　　C．定点数的表示范围比浮点数大

D. 浮点数的表示范围比定点数大

14. 关于定点数和浮点数的精度，下列说法中，正确的有_____。

    A. 定点数的精度比浮点数高   B. 浮点数的精度比定点数高

    C. 定点数的精度比浮点数低   D. 浮点数的精度比定点数低

四、思考题

1. 信息的定义是什么？信息具备哪些特征？
2. 信息科学最基本的原理是什么？
3. 信息技术的具体定义是什么？人体的各个信息器官的功能扩展对应什么技术？
4. 计算机的发展经历了哪几个阶段？各个阶段的主要特征是什么？
5. 什么是摩尔定律？
6. 生物计算机的特征和应用前景是什么？
7. 人工智能可以分为哪几类？
8. 人工智能在医学中的应用包括哪些方面？
9. 计算思维的过程是什么？
10. 请描述计算思维在医学研究中的应用。

第 2 章　计算机系统

一、判断题

1. 计算机的字长各不相同，其与 CPU 的型号有关。

    A. 对   B. 错

2. I/O 操作就是 I/O 设备操作，即 CPU 直接操作 I/O 设备。

    A. 对   B. 错

3. 指令格式是指表示一条指令的二进制代码形式。

    A. 对   B. 错

4. 计算机指令由操作码和操作数两部分组成。

    A. 对   B. 错

5. 在程序中，一个存储单元可以有多个地址，一个地址也可以对应多个存储单元。

    A. 对   B. 错

6. PCI 总线宽度为 32 位，不能扩充到 64 位。

    A. 对   B. 错

7. 内存与外存相比，内存具有容量小、存取速度快的特点。

    A. 对   B. 错

8. 微型计算机系统是由 CPU、内存储器和输入/输出设备组成的。

A．对　　　　　　　　　　　　　　B．错

9．显示适配器（显卡）是系统总线和显示器之间的接口。

A．对　　　　　　　　　　　　　　B．错

10．分辨率是显示器的一个重要指标，它表示显示器屏幕上像素的数量。像素越多，分辨率越高，显示的字符或图像就越清晰、逼真。

A．对　　　　　　　　　　　　　　B．错

11．裸机是指不带外部设备的主机。

A．对　　　　　　　　　　　　　　B．错

12．根据传递信息的种类不同，系统总线可分为地址总线、控制总线和数据总线。

A．对　　　　　　　　　　　　　　B．错

13．主频（或称时钟频率）是影响计算机运算速度的重要因素之一，主频越高，运算速度越快。

A．对　　　　　　　　　　　　　　B．错

14．若显示器的屏幕尺寸相同，则它们的分辨率也一定相同。

A．对　　　　　　　　　　　　　　B．错

15．计算机的性能指标完全由 CPU 决定。

A．对　　　　　　　　　　　　　　B．错

16．运算器是完成算术和逻辑运算的核心处理部件，通常称为 ALU。

A．对　　　　　　　　　　　　　　B．错

17．在 Windows 的网络环境下，打印机不能进行共享。

A．对　　　　　　　　　　　　　　B．错

18．计算机操作过程中突然断电，RAM 中存储的信息会全部丢失，而 ROM 中存储的信息不受影响。

A．对　　　　　　　　　　　　　　B．错

19．只读存储器是专门用来读出内容的存储器，但在每次开机前，必须由系统为它写入内容。

A．对　　　　　　　　　　　　　　B．错

20．ROM 是只读存储器，其中的内容只能读出一次。

A．对　　　　　　　　　　　　　　B．错

21．操作码提供参加操作的数据存取地址，这种地址称为操作数地址。

A．对　　　　　　　　　　　　　　B．错

22．外存用于存储当前不参与运行或需要长久保存的程序和数据，其特点是存储容量大、价格低、存取速度慢。

A．对　　　　　　　　　　　　　　B．错

23．一般所说的计算机内存容量是指只读访问存储器的容量。

A．对　　　　　　　　　　　　　　B．错

24．各种存储器的性能可以用存储时间、存储周期、存储容量指标来表述。

A．对　　　　　　　　　　　　　　B．错

25．高速缓冲存储器（Cache）用于 CPU 与主存储器之间进行数据交换的缓冲，其特点是速度快，容量小。

    A．对   B．错

26．CPU 不能从随机存储器的任意存储地址读出和写入内容。

    A．对   B．错

27．程序的执行方式包括串行执行和并行执行。

    A．对   B．错

28．EPROM 和 EEPROM 都可以进行多次擦除和写入操作。

    A．对   B．错

29．在 Windows 环境下，打印机的安装和设置必须在安装 Windows 时一次完成。

    A．对   B．错

30．磁盘的工作受磁盘控制器的控制，而不受主机的控制。

    A．对   B．错

31．硬盘既可以作为输入设备又可以作为输出设备。

    A．对   B．错

32．拔出 U 盘之前，应先使用"拔下或弹出硬件"程序停止 U 盘工作，以防数据丢失或造成 U 盘故障。

    A．对   B．错

33．显示器上所显示的内容既有计算机运行的结果，也有用户从键盘输入的内容，所以显示器既是输出设备又是输入设备。

    A．对   B．错

34．计算机的显示系统包括显示器和显示适配器两部分。

    A．对   B．错

35．就存取速度而言，缓存比内存快，内存比硬盘快。

    A．对   B．错

36．要查看计算机中已经安装的硬件，可以使用 Windows 中的"设备管理器"。

    A．对   B．错

37．计算机系统软件是管理、控制和维护计算机，并支持应用程序运行的各种软件。

    A．对   B．错

38．计算机能够按照程序自动进行计算，完全取代了人脑。

    A．对   B．错

39．语言处理程序的任务就是将源程序"翻译"成计算机可执行的目标程序。

    A．对   B．错

40．通常所说的应用软件特指工具软件。

    A．对   B．错

41．计算机的软件系统包括系统软件和应用软件。

    A．对   B．错

42．系统软件和应用软件的界限十分明显。

A．对　　　　　　　　　　　　B．错

43．应用软件是为了解决各类实际问题而设计的。

A．对　　　　　　　　　　　　B．错

44．总线是一组信号线的集合，是计算机系统各部件之间传输地址、数据和控制信息的公共通路。

A．对　　　　　　　　　　　　B．错

45．软件在硬件的支持下运行，操作软件在应用软件的支持下运行。

A．对　　　　　　　　　　　　B．错

二、单选题

1．从器件角度看，计算机经历了四代变化。但从系统结构看，至今绝大多数计算机仍属于_____型计算机。

A．并行　　　　　　　　　　　B．冯·诺依曼

C．智能　　　　　　　　　　　D．实时处理

2．冯·诺依曼型计算机工作的基本方式的特点是_____。

A．多指令流单数据流　　　　　B．按地址访问并顺序执行指令

C．堆栈操作　　　　　　　　　D．存储器按内容选择地址

3．冯·诺依曼型计算机硬件系统组成部分包括_____。

A．运算器、外部存储器、控制器和输入/输出系统

B．运算器、控制器、存储器和输入/输出系统

C．电源、控制器、存储器和输入/输出系统

D．运算器、放大器、存储器和输入/输出系统

4．以下有关运算器的描述，正确的是_____。

A．只做加法运算　　　　　　　B．只做算术运算

C．既做算术运算又做逻辑运算　D．只做逻辑运算

5．计算机中控制器的功能是_____。

A．产生时序信号

B．从主存取出一条指令

C．完成指令操作码译码

D．从主存中取出指令，完成指令操作码译码，并产生相关的操作控制信号，以解释执行该指令

6．运算器的核心部分是_____。

A．数据总线　　　　　　　　　B．多路开关

C．累加寄存器　　　　　　　　D．算术逻辑运算单元

7．计算机硬件能直接执行的只有_____。

A．符号语言　　　　　　　　　B．机器语言

C．汇编语言　　　　　　　　　D．机器语言和汇编语言

8. 完整的计算机系统应包括＿＿＿＿＿＿。
    A. 运算器、存储器、控制器　　　　B. 外部设备和主机
    C. 主机和实用程序　　　　　　　　D. 硬件系统和软件系统

9. 迄今为止，计算机中的所有信息仍以二进制方式表示的原因是＿＿＿＿＿＿。
    A. 节约元件　　　　　　　　　　　B. 运算速度快
    C. 由物理器件的性能决定　　　　　D. 信息处理方便

10. 计算机中的运算器和控制器集成在一块芯片上称为＿＿＿＿＿＿。
    A. 微型处理机　　　　　　　　　　B. 单片机
    C. 微处理器　　　　　　　　　　　D. 单板机

11. 通常计算机系统中的外围设备是指＿＿＿＿＿＿。
    A. 外存储器、输入设备及输出设备　B. 外存储器、输入设备
    C. 外存储器、输出设备　　　　　　D. 输入设备、输出设备

12. 计算机开机后，计算机首先执行 BIOS 中的第一部分程序，其目的是＿＿＿＿＿＿。
    A. 读出引导程序，装入操作系统
    B. 测试计算机各部件的工作状态是否正常
    C. 从硬盘中装入基本外围设备的驱动程序
    D. 启动 CMOS 设置程序，对系统的硬件配置信息进行修改

13. 计算机主板不包括＿＿＿＿＿＿。
    A. 芯片　　　　　　　　　　　　　B. 插槽
    C. 接口　　　　　　　　　　　　　D. 触摸屏

14. 在 CPU 中，暂存指令的寄存器是＿＿＿＿＿＿。
    A. 数据寄存器　　　　　　　　　　B. 程序计数器
    C. 状态条件寄存器　　　　　　　　D. 指令寄存器

15. 指令周期是指＿＿＿＿＿＿。
    A. CPU 从主存取出一条指令的时间
    B. CPU 执行一条指令的时间
    C. CPU 从主存取出一条指令加上 CPU 执行这条指令的时间
    D. 时钟周期时间

16. 计算机的核心设备是＿＿＿＿＿＿。
    A. 输入/输出设备　　　　　　　　B. 外存储器
    C. 远程通信设备　　　　　　　　　D. CPU 和内存

17. 下列关于显卡的说法中，错误的是＿＿＿＿＿＿。
    A. 一般插在 COMS 上
    B. 向显示器提供逐行或隔行扫描信号
    C. 由显示芯片、显示存储器、散热器等组成
    D. 是主机与显示器之间的接口

18. 程序控制类指令的功能是＿＿＿＿＿＿。
    A. 进行算术运算和逻辑运算

B．进行主存与 CPU 之间的数据传送

C．进行 CPU 和 I/O 设备之间的数据传送

D．改变程序执行的顺序

19．程序是指令的_____。

A．集合   B．全部集合

C．有序集合   D．有限集合

20．指令寄存器的作用是_____。

A．保存当前指令的地址   B．保存当前正在执行的指令

C．保存下一条指令   D．保存上一条指令

21．外存储器中的信息必须首先调入_____，然后才能供 CPU 使用。

A．控制器   B．ROM

C．RAM   D．运算器

22．计算机硬件系统中最核心的部件是_____。

A．内存储器   B．输入/输出设备

C．CPU   D．硬盘

23．能直接与 CPU 交换信息的存储器是_____。

A．硬盘存储器   B．CD-ROM

C．内存储器   D．软盘存储器

24．在计算机系统中，既可以作为输入设备又可作为输出设备的是_____。

A．显示器   B．硬盘

C．键盘   D．图形扫描仪

25．把内存中的数据传送到计算机硬盘上的操作称为_____。

A．显示   B．写盘

C．打印   D．读盘

26．外存储器与内存储器相比，外存储器_____。

A．速度快，容量大，成本高   B．速度慢，容量大，成本低

C．速度快，容量小，成本高   D．速度慢，容量大，成本高

27．下列关于寄存器的说法中，正确的是_____。

A．是 CPU 外部的一组高速存储单元

B．产生计算机工作中所需的各种时序信号

C．指挥和协调计算机各部件的工作

D．包括通用寄存器和专用寄存器两类

28．主存储器是计算机系统中的记忆设备，它主要用来_____。

A．存储数据   B．存储程序

C．存储微程序   D．存储数据和程序

29．硬盘、光盘、U 盘都属于_____设备。

A．远程通信   B．外存储器

C．内存储器   D．人机界面的 I/O

30．主存储器和 CPU 之间增加高速缓存的目的是＿＿＿＿。
　　A．解决 CPU 和主存之间的速度匹配问题
　　B．扩大主存储器的容量
　　C．增加 CPU 中通用寄存器的数量
　　D．扩大外存的容量

31．存储器的二级存储结构不包括＿＿＿＿。
　　A．CPU　　　　　　　　　　B．缓存
　　C．主存　　　　　　　　　　D．辅存

32．随机存储器包括＿＿＿＿。
　　A．SRAM 和 DRAM　　　　　B．PROM
　　C．EPROM　　　　　　　　　D．EEPROM

33．＿＿＿＿存储器在断电或关机后，仍保留原有信息。
　　A．RAM、ROM　　　　　　　B．SRAM、DRAM
　　C．ROM、EPROM　　　　　　D．PROM、RAM

34．DRAM 是＿＿＿＿。
　　A．只能读出数据的存储器
　　B．只能写入数据的存储器
　　C．不关机信息静态保存的存储器
　　D．信息需要定时刷新的读/写存储器

35．计算机各部件之间是用＿＿＿＿连接起来的。
　　A．系统总线　　　　　　　　B．并行总线
　　C．地址总线　　　　　　　　D．控制总线

36．总线是处理器、内存储器和 I/O 接口之间相互交换信息的公共通路，总线中的控制总线是＿＿＿＿的信息通路。
　　A．处理器向内存储器传送的命令信号　　B．处理器向 I/O 接口传送的命令信号
　　C．外界向微处理器传送的状态信号　　　D．上述 3 种信号

37．计算机的地址总线的功能是＿＿＿＿。
　　A．用于选择存储器单元
　　B．用于选择进行信息传输的设备
　　C．用于传送要访问的存储器单元或 I/O 端口的地址
　　D．用于选择 I/O 端口

38．关于 I/O 接口，下列说法中，最确切的是＿＿＿＿。
　　A．I/O 接口即 I/O 控制器，负责 I/O 设备与主机的连接
　　B．I/O 接口用来连接 I/O 设备与主机
　　C．I/O 接口用来连接 I/O 设备与主存
　　D．I/O 接口即 I/O 总线，用来连接 I/O 设备与 CPU

39．下列关于计算机 CPU 的叙述中，不正确的是＿＿＿＿。
　　A．为了暂存中间结果，CPU 中包含几十个甚至上百个寄存器，用来临时存放数据

B．CPU 是计算机中不可缺少的部分，它承担着运行系统软件和应用软件的任务

C．所有计算机的 CPU 都具有相同的机器指令

D．CPU 至少包含 1 个处理器，为了提高运算速度，CPU 也可以由 2 个、4 个、8 个甚至更多个处理器组成

40．计算机数据总线的宽度是影响计算机的_____技术指标。

    A．运算速度   B．字长度

    C．存储容量   D．指令数量

41．字长越大，计算机处理数据的速度_____。

    A．越慢   B．越快

    C．时快时慢   D．没影响

42．主频越高，计算机运行速度_____。

    A．越慢   B．越快

    C．时快时慢   D．没影响

43．下列设备中，可插入 AGP 插槽的是_____。

    A．硬盘   B．串行端口

    C．显卡   D．外部存储设备

44．下列选项中，不能作为输出设备的是_____。

    A．扫描仪   B．显示器

    C．绘图仪   D．打印机

45．下列选项中，不属于常见系统总线的是_____。

    A．AGP   B．PCI

    C．USB   D．PCI-E

46．更换台式计算机的硬盘时，为确保新硬盘能正常运行，应当_____。

    A．选择相同厂商的硬盘产品

    B．选择相同容量的硬盘产品

    C．选择具有相同跳线配置的硬盘产品

    D．选择与原硬盘外形和规格相同的硬盘产品

47．计算机的输入设备是_____。

    A．键盘和鼠标   B．鼠标和音箱

    C．扫描仪和投影仪   D．扫描仪和打印机

48．在计算机中，CPU 芯片是通过_____安装在主板上的。

    A．AT 总线槽   B．PCI 总线槽

    C．CPU 插槽   D．I/O 接口

49．RAM 的特点是_____。

    A．海量的存储容量

    B．存储在其中的信息可以永久保存

    C．一旦断电，存储在其上的信息将会全部消失

    D．只用来存储中间数据

50．下列打印机中，打印质量最好的是_____。

  A．针式打印机   B．点阵打印机

  C．喷墨打印机   D．激光打印机

51．下列设备中，只属于输出设备的是_____。

  A．硬盘   B．键盘

  C．扫描仪   D．音箱

52．下列存储器中，存取速度最快的是_____。

  A．缓存   B．光盘

  C．硬盘   D．内存

53．下列选项中，_____是程序设计语言。

  A．编译程序   B．高级语言

  C．操作系统   D．CPU－Z

54．控制和管理计算机硬件、软件的是_____。

  A．操作系统   B．数据库系统

  C．硬件系统   D．应用软件系统

55．专门为了解决各类实际问题而设计的软件是_____。

  A．系统软件   B．应用软件

  C．文字处理软件   D．工具软件

56．下列选项中，都是系统软件的是_____。

  A．UNIX 和 FLASH   B．WPS 和 Windows 7

  C．C 语言和 DOS   D．Windows 7 和 Photoshop

57．下列选项中，属于应用软件的是_____。

  A．操作系统   B．解释程序

  C．编译程序   D．财务管理软件

58．下列软件中，最基础的软件是_____。

  A．编译程序   B．操作系统

  C．WPS   D．工具软件

59．PCI-E 总线接口在技术上允许实现的通道规格不包括_____。

  A．X1   B．X2

  C．X4   D．X6

60．程序设计语言不包括_____。

  A．解释语言   B．机器语言

  C．汇编语言   D．高级语言

三、多选题

1．中央处理器主要是由_____构成的。

  A．运算器   B．存储器

C．控制器   D．输入设备

2．下列叙述中，正确的有_____。

A．硬盘在主机箱内，它是主机的组成部分

B．硬盘属于外部存储器

C．硬盘既可以作为输入设备又可作为输出设备

D．硬盘与CPU之间不能直接交换数据

3．下列叙述中，正确的有_____。

A．计算机硬件主要包括主机、键盘、显示器、鼠标和打印机五大部件

B．计算机软件分为系统软件和应用软件两大类

C．CPU主要由运算器和控制器组成

D．内存储器存储当前正在执行的程序和所需数据

4．下列说法中，错误的有_____。

A．内存中存放的是当前正在执行的程序和所需的数据

B．内存中存放的是当前暂时不用的程序和数据

C．外存中存放的是当前正在执行的程序和所需数据

D．内存中只能存放指令

5．下列叙述中，错误的有_____。

A．操作系统是一种重要的应用软件

B．外存中的信息可直接被CPU处理

C．用高级语言编写的程序可以由计算机直接处理

D．电源关闭后，ROM中的信息会立即丢失

6．显卡的类型主要包括_____。

A．集成显卡   B．独立显卡

C．核芯显卡   D．总线显卡

7．下列叙述中，错误的有_____。

A．U盘、硬盘和光盘都是外存储器

B．计算机的内存比外存的存取速度快

C．计算机系统中的任何存储器在断电的情况下，所存信息都不会丢失

D．绘图仪、鼠标、显示器和光笔都是输入设备

8．执行计算机指令的基本操作包括_____。

A．取指令   B．分析指令

C．寄存指令   D．执行指令

9．下列叙述中，正确的有_____。

A．显示器的分辨率与微处理器的型号有关

B．显示器的分辨率为1920×1080，表示屏幕水平方向每行有1920个像素，垂直方向每列有1080个像素

C．显卡的存储量与显示质量密切相关

D．像素是显示屏上能独立赋予颜色和亮度的最小单位

10. 计算机硬件由＿＿＿＿＿组成。
    A. 主机和外设
    B. 运算器、控制器和 I/O 设备
    C. CPU 和 I/O 设备
    D. 运算器、控制器、存储器、输入设备和输出设备

11. 下列选项中，属于硬件设备的有＿＿＿＿＿。
    A. WPS、UCDOS、Windows   B. CPU、RAM
    C. 存储器、打印机   D. 键盘和显示器

12. 下列叙述中，正确的有＿＿＿＿＿。
    A. 计算机 ENIAC 属于微型计算机
    B. 计算机程序必须装载到内存中才能运行
    C. 各种高级语言的翻译程序都属于系统软件
    D. 集成性和交互性是多媒体技术的主要特点

13. 下列叙述中，错误的有＿＿＿＿＿。
    A. 鼠标既是输入设备，又是输出设备
    B. 激光打印机是一种击打式打印机
    C. 用户可对 CD-ROM 光盘进行读写操作
    D. 在计算机存储体系中，访问速度最快的存储器是内存

14. 计算机硬件系统的主要性能指标有＿＿＿＿＿。
    A. 字长   B. 操作系统性能
    C. 主频   D. 主存容量

15. 下列选项中，是主板芯片的有＿＿＿＿＿。
    A. 存储器控制中心 MCH   B. 输入/输出控制中心 ICH
    C. 基本输入/输出系统 BIOS   D. 平台控制中心 PCH

16. 下列关于 Cache 的叙述中，正确的有＿＿＿＿＿。
    A. 高速缓冲寄存器称为 Cache
    B. Cache 处于主存与 CPU 之间
    C. 程序访问的局部性为 Cache 的引入提供了理论依据
    D. Cache 的速度远比 CPU 的速度慢

17. 打印机的类型包括＿＿＿＿＿。
    A. 针式打印机   B. 喷墨打印机
    C. 激光打印机   D. 3D 打印机

18. 下列选项中，属于系统软件的有＿＿＿＿＿。
    A. 操作系统   B. 程序设计语言
    C. 用户程序   D. 网络管理软件

19. 下列选项中，是设计语言程序的有＿＿＿＿＿。
    A. 机器语言   B. 解释程序
    C. 汇编语言   D. C 语言

20．下列选项中，不属于语言处理程序的有_____。

  A．汇编程序   B．高级语言源程序

  C．编译程序   D．应用程序

21．软件包括_____。

  A．程序   B．程序运行所需要的数据

  C．相关文档   D．以上都不是

22．程序设计语言有_____。

  A．数据库系统   B．汇编语言

  C．高级语言   D．机器语言

23．系统软件包括_____。

  A．操作系统   B．程序设计语言和语言处理程序

  C．数据库管理系统   D．支持软件

24．总线按照传送信息的类型可以分为_____。

  A．数据总线   B．前端总线

  C．地址总线   D．控制总线

25．下列关于 USB 的说法中，正确的有_____。

  A．USB 总线是通用串行总线

  B．支持热插拔

  C．USB 接口可连接 U 盘、打印机、键盘、鼠标等外部设备

  D．传输速率可达 480Mb/s

四、思考题

1．计算机的系统组成包括什么？

2．计算机的工作原理是什么？有哪些特点？

3．什么是计算机指令？什么是计算机程序？

4．什么是 CPU？它由哪些部件组成？

5．存储器按存取方式可分为哪些？它们各有什么特点？

6．主板的功能和结构是什么？

7．显卡的功能是什么？分类有哪些？

8．总线按层次结构可以划分为哪些？

9．计算机的系统软件主要包括什么？

第 3 章　操　作　系　统

一、判断题

1．若某一个应用程序的使用率很高，则可以在桌面上创建快捷图标，以便随时访问。

    A．对　　　　　　　　　　　　　B．错

2．用鼠标右键双击应用程序标题栏，可以重新命名标题的内容。

    A．对　　　　　　　　　　　　　B．错

3．应用程序都必须通过"开始"菜单才能启动。

    A．对　　　　　　　　　　　　　B．错

4．菜单中的命令变灰，表示应用程序没有安装该命令。

    A．对　　　　　　　　　　　　　B．错

5．Windows 10 操作系统不支持长文件名。

    A．对　　　　　　　　　　　　　B．错

6．文件名中可以包含空格字符。

    A．对　　　　　　　　　　　　　B．错

7．在中文输入中，按组合键"Ctrl+空格键"可以切换中文标点和英文标点。

    A．对　　　　　　　　　　　　　B．错

8．使用组合键"Alt+Esc"可以在多个任务窗口之间进行切换。

    A．对　　　　　　　　　　　　　B．错

9．删除桌面的应用程序快捷方式，所指向的应用程序也会被删除。

    A．对　　　　　　　　　　　　　B．错

10．在实施双击操作时，第一次与第二次单击期间不能移动鼠标，否则双击无效，只能执行单击命令。

    A．对　　　　　　　　　　　　　B．错

11．在文件资源管理器窗口中，对文件夹右击，在弹出的快捷菜单中选择"格式化"命令，可以对文件夹进行格式化

    A．对　　　　　　　　　　　　　B．错

12．单击"最大化"按钮，可以把一个窗口最大化，再单击"最小化"按钮，就可以把该窗口最小化。

    A．对　　　　　　　　　　　　　B．错

13．在 Windows 10 操作系统中，日期和时间只能通过单击设置中的"日期、时间、语言和区域"等工具来进行设置。

    A．对　　　　　　　　　　　　　B．错

14．在 Windows 10 操作系统中，文件名只允许包含一个小数点。

    A．对　　　　　　　　　　　　　B．错

15．对话框窗口右上角上的"?"按钮是为了方便用户输入标点符号中的问号而设置的。

    A．对　　　　　　　　　　　　　B．错

16．窗口中的每一个按钮都代表一条命令。

    A．对　　　　　　　　　　　　　B．错

17．对话框不能改变大小。

    A．对　　　　　　　　　　　　　B．错

18．一旦锁定屏幕，当前活动窗口就被关闭了。

A．对　　　　　　　　　　B．错

19．在桌面上右击，并在弹出的快捷菜单中选择"显示设置"命令，即可开始设置屏幕的相关属性。

A．对　　　　　　　　　　B．错

20．在 Windows 操作系统中，对文件进行复制、移动、重命名以及删除等操作方法，也适用于对文件夹的操作。

A．对　　　　　　　　　　B．错

21．在桌面上可以创建快捷方式图标，但在文件夹中不能创建快捷方式图标。

A．对　　　　　　　　　　B．错

22．按 Print Screen 键，可以将当前活动窗口的内容存入剪贴板。

A．对　　　　　　　　　　B．错

23．除了单击任务栏中的"开始"按钮以外，还可以用 Ctrl+Esc 快捷键打开"开始"菜单。

A．对　　　　　　　　　　B．错

24．剪贴板是在应用程序之间交换数据的一个临时存储空间，需要使用内存资源。

A．对　　　　　　　　　　B．错

25．在 Windows 10 操作系统中的文件名不区分大小写字母。

A．对　　　　　　　　　　B．错

26．在 Windows 10 操作系统中，已有文件夹中不能再创建新的文件夹。

A．对　　　　　　　　　　B．错

27．在 Windows 10 操作系统中，添加新硬件，只有安装了正确的驱动程序才能正常使用。

A．对　　　　　　　　　　B．错

28．在 Windows 10 操作系统中，同一文件夹中的文件不能同名。

A．对　　　　　　　　　　B．错

29．在 Windows 10 操作系统中，可以通过"文件夹选项"对话框设置是否显示文件的扩展名。

A．对　　　　　　　　　　B．错

30．安装 Windows 10 操作系统的硬盘分区必须格式化为 NTFS 格式。

A．对　　　　　　　　　　B．错

二、单选题

1．Windows 10 操作系统文件资源管理器的窗口可以移动和改变大小，而对话框＿＿＿＿＿＿。

A．既不能移动，也不能改变大小　　B．仅可以移动，不能改变大小

C．仅可以改变大小，不能移动　　　D．既能移动，也能改变大小

2．在 Windows 10 操作系统中，显示桌面的快捷键是＿＿＿＿＿＿。

A．Win+D　　　　　　　　　B．Ctrl+Tab

C．Alt+Tab   D．Ctrl+D

3．下列关于 Windows 10 操作系统文件名的叙述中，错误的是_____。

A．文件名中允许使用汉字   B．文件名中允许使用多个小数点

C．文件名中允许使用空格   D．文件名中允许使用竖线（"|"）

4．将选定的文件或文件夹直接删除，而不是放到"回收站"的正确操作是_____。

A．按 Delete（Del）键

B．用鼠标直接将文件或文件夹拖放到"回收站"

C．按 Shift+Delete（Del）快捷键

D．右击文件，在弹出的快捷菜单中选择"删除"命令

5．在 Windows 10 操作系统的"文件资源管理器"窗口中，如果想选定多个分散的文件或文件夹，正确的操作是_____。

A．按住 Ctrl 键，用鼠标右键逐个选取

B．按住 Ctrl 键，用鼠标左键逐个选取

C．按住 Shift 键，用鼠标右键逐个选取

D．按住 Shift 键，用鼠标左键逐个选取

6．当一个应用程序窗口最小化后，该应用程序将_____。

A．被终止执行   B．被暂停执行

C．转入后台执行   D．继续在前台执行

7．在 Windows 10 操作系统中，当一个窗口已经最大化后，下列叙述中，错误的是_____。

A．该窗口可以被关闭   B．该窗口可以移动

C．该窗口可以最小化   D．该窗口可以还原

8．若要关闭一个活动应用程序窗口，可以按快捷键_____。

A．Alt+F4   B．Ctrl+F4

C．Alt+Esc   D．Ctrl+Esc

9．在 Windows 10 操作系统中，复制文件的快捷键是_____。

A．Ctrl+X   B．Ctrl+C

C．Ctrl+A   D．Ctrl+V

10．关于文件或文件夹的操作，下列说法中，正确的是_____。

A．文件夹的移动操作是不可逆的

B．按住 Shift 键，可以选定多个不连续的文件

C．选定全部文件的快捷键是 Ctrl+A

D．在 Windows 10 操作系统窗口中不能进行搜索文件操作

11．在 Windows 10 操作系统中，针对某个文件右击会_____。

A．弹出一个菜单   B．打开该文件

C．选定该文件   D．删除该文件

12．Windows 10 操作系统开始菜单中的"注销"命令的功能是_____。

A．关闭 Windows 10 操作系统   B．希望以其他用户的身份重新登录

C．重新启动 Windows 10 操作系统　　D．关机

13．双击窗口的标题栏可以_____。

A．关闭该窗口　　　　　　　　B．将窗口最小化

C．没有任何作用　　　　　　　D．使窗口最大化或还原到原来的大小

14．若希望复制整个显示器屏幕显示的内容，可按快捷键_____。

A．Alt+Print Screen　　　　　　B．Print Screen

C．Ctrl+C　　　　　　　　　　D．Ctrl+X

15．在中文输入中，中、英文标点输入方式切换的组合键是_____。

A．Alt+Shift　　　　　　　　　B．Ctrl+.

C．Ctrl+空格键　　　　　　　　D．Shift+空格键

16．在 Windows 文件资源管理器中，如果使用拖放操作将一个文件从一个磁盘移动到另外一个磁盘中，这时_____。

A．要按住 Shift 键　　　　　　B．需要按住 Alt 键

C．需要按住 Ctrl 键　　　　　　D．无须按住任何按键

17．在文件资源管理器中，要查看文件上次修改的日期，需要选择的查看方式是_____。

A．略图　　　　　　　　　　　B．图标

C．列表　　　　　　　　　　　D．详细信息

18．磁盘格式化以后，磁盘中的原有信息会_____。

A．被全部删除　　　　　　　　B．全部保留

C．部分被删除　　　　　　　　D．只保留根目录中的文件

19．搜索文件时，在文件名中使用的通配符"*"号，其含义是_____。

A．所在位置的一个字符　　　　B．所在位置的一串字符

C．所在位置的一串数字　　　　D．所在位置的一个数字

20．Windows 10 操作系统刚安装好并正常启动后，由系统放置在桌面上的图标是_____。

A．WPS 图标　　　　　　　　　B．回收站图标

C．Microsoft Word 图标　　　　D．Microsoft Excel 图标

21．鼠标的基本操作包括_____。

A．双击、单击、拖动、执行　　B．单击、拖动、双击、指向

C．单击、拖动、执行、复制　　D．单击、移动、执行、删除

22．下列关于窗口与对话框的说法中，正确的是_____。

A．窗口有标题栏而对话框没有　B．窗口有标签而对话框没有

C．窗口有命令按钮而对话框没有　D．窗口有菜单栏而对话框没有

23．在 Windows 10 操作系统中，不能在"任务栏"内进行的操作是_____。

A．设置系统日期和时间　　　　B．排列桌面图标

C．排列和切换窗口　　　　　　D．启动"开始"菜单

24．在 Windows 10 操作系统中，_____桌面上的应用程序图标即可启动一个程序。

A．选定   B．左键双击

C．右键双击   D．拖动鼠标

25．要重新排列 Windows 桌面上的图标，首先应进行的操作是＿＿＿＿＿。

     A．右击"任务栏"空白处

     B．右击桌面空白处

     C．选择"开始"菜单中的"设置"命令

     D．选择"开始"菜单中的"Windows 附件"命令

26．在运行程序的过程中，鼠标指针变为一个"沙漏"状时，表明＿＿＿＿＿。

     A．Windows 10 操作系统正在执行某一处理任务，请用户稍等

     B．Windows 10 操作系统执行的程序出错，终止其执行

     C．等待用户输入 Y 或 N，以便继续工作

     D．提示用户注意某个事项

27．在 Windows 10 操作系统中，双击一个窗口的左上角，可以＿＿＿＿＿。

     A．放大该窗口   B．关闭该窗口

     C．缩小该窗口   D．移动该窗口

28．最小化窗口与关闭窗口之间的区别是＿＿＿＿＿。

     A．应用程序窗口最小化后仍在内存中运行，而关闭窗口后退出内存

     B．应用程序窗口最小化后退出内存，而关闭窗口后停止运行

     C．应用程序窗口最小化后仍在内存中运行，而关闭窗口后存入内存

     D．应用程序窗口最小化后仍在硬盘中运行，而关闭窗口后退出硬盘

29．如果展开"文件"下拉菜单，在其中的"打开"命令项的右面括号中有一个字母 O，此时要想执行"打开"操作，可以在键盘上按＿＿＿＿＿。

     A．O 键   B．Ctrl+O 快捷键

     C．Alt+O 快捷键   D．Shift+O 快捷键

30．呈现灰色字符的菜单命令表示＿＿＿＿＿。

     A．在当前状态下，用户不能选择该命令

     B．选择该命令后会出现对话框

     C．该命令被使用了三次以上

     D．选择该命令后会弹出一个下拉子菜单

31．要用键盘打开"开始"菜单，需要＿＿＿＿＿。

     A．同时按下 Ctrl 和 Esc 键   B．同时按下 Ctrl 和 Z 键

     C．同时按下 Ctrl 和空格键   D．同时按下 Ctrl 和 Shift 键

32．在 Windows 10 操作系统中，切换窗口的方法是按＿＿＿＿＿快捷键。

     A．Alt+C   B．Ctrl+Tab

     C．Alt+Tab   D．Ctrl+D

33．在 Windows 10 操作系统中，默认切换中英文输入法的快捷键是＿＿＿＿＿。

     A．Ctrl+D   B．Ctrl+空格键

     C．Alt+Tab   D．Ctrl+Z

34．表示第三个字母是 A 且第五个字母是 B 的文件名通配符是＿＿＿＿＿＿。

    A．*A*B
                B．??A?B*.*

    C．?A?B.???
             D．??A*B*.*

35．一个文件路径名为 C:\Students\text\123.txt，其中 text 是一个＿＿＿＿＿＿。

    A．文件夹
               B．根文件夹

    C．文件
                D．文本文件

36．Windows 10 操作系统中的文件夹组织结构是一种＿＿＿＿＿＿。

    A．表格结构
               B．树形结构

    C．网状结构
               D．线性结构

37．关于 Windows 10 操作系统的文件夹组织结构，下列说法中，错误的是＿＿＿＿＿＿。

    A．每个"子文件夹"都有一个"父文件夹"

    B．每个文件夹都可以包含若干个"子文件"和文件

    C．每个文件夹都有一个唯一的名字

    D．文件夹不能重名

38．在 Windows 10 操作系统中，对磁盘文件进行有效管理的工具是＿＿＿＿＿＿。

    A．写字板
               B．磁盘管理器

    C．设备管理器
            D．文件资源管理器

39．在 Windows 10 操作系统的"文件资源管理"窗口中，在同一硬盘的不同文件夹之间移动文件的操作为＿＿＿＿＿＿。

    A．选择该文件后用单击目标文件夹

    B．选择该文件后用鼠标拖动该文件到目标文件夹

    C．按下 Ctrl 键并保持，再用鼠标拖动该文件到目标文件夹

    D．按下 Alt 键并保持，再用鼠标拖动该文件到目标文件夹

40．在"文件资源管理器"窗口中，要改变一个文件夹或文件的名称可以采用的方法是：先选取该文件夹或文件，再＿＿＿＿＿＿。

    A．单击该文件夹或文件的名称
    B．单击该文件夹或文件的图标

    C．双击该文件夹或文件的名称
    D．双击该文件夹或文件的图标

三、多选题

1．在 Windows 10 操作系统中，鼠标有以下哪几种操作＿＿＿＿＿＿。

    A．移动
               B．拖动

    C．双击
               D．释放

2．在 Windows 10 操作系统中，中英文输入方式的切换可以＿＿＿＿＿＿。

    A．单击通知区域的"中/英"图标
    B．按 Enter 键

    C．按 Ctrl+空格键
        D．按 Shift+空格键

3．在 Windows 10 操作系统中，使已打开的窗口成为当前窗口的操作方法有＿＿＿＿＿＿。

    A．单击可见窗口的区域
    B．单击任务栏上的窗口图标

C．按 Alt+Esc 键   D．按 Alt+Tab 键

4．在 Windows 10 操作系统中，可以获得帮助信息的方法有_____。

    A．单击"文件资源管理器"中的"?"按钮获得帮助

    B．按 F1 键求助

    C．通过应用程序的"帮助"菜单获取帮助信息

    D．按 F12 键求助

5．启动 Windows 文件资源管理器的方法有_____。

    A．单击"开始"按钮，选择"Windows 系统"→"文件资源管理器"命令

    B．单击"开始"按钮，选择"设置"→"文件资源管理器"命令

    C．右击"开始"按钮，在弹出的快捷菜单中选择"文件资源管理器"命令

    D．右击桌面，在弹出的快捷菜单中选择"文件资源管理器"命令

6．在 Windows 10 操作系统中，文件和文件夹可以按_____来排序。

    A．名称   B．类型

    C．大小   D．日期

7．在 Windows 10 操作系统中，"回收站"的作用是_____。

    A．恢复被删除的文件   B．更改"回收站"的容量

    C．存放暂时不用的文件   D．彻底删除文件

8．在 Windows 10 操作系统中，启动应用程序的方法有_____。

    A．在桌面上双击应用程序的快捷图标启动应用程序

    B．在"开始"菜单中，单击应用程序图标启动应用程序

    C．利用"文件资源管理器"找到应用程序后，双击应用程序图标启动应用程序

    D．在任务栏"搜索"框中，搜索要启动的应用程序，然后单击启动应用程序

9．在 Windows 10 操作系统中，关闭应用程序窗口的方法有_____。

    A．单击应用程序窗口标题栏右侧的"关闭"按钮

    B．使用应用程序的菜单"退出"或"关闭"应用程序

    C．按 Alt+F4 快捷键

    D．单击"窗口"菜单中的"关闭"按钮

10．下列选项中，属于"设置"中常见的项有_____。

    A．设备   B．系统

    C．网络和 Internet   D．更新和安全

11．利用回收站，可恢复被误删除的_____。

    A．硬盘上的文件   B．硬盘上的文件夹

    C．光盘上的文件   D．光盘上的文件夹

12．操作系统的功能包括_____。

    A．处理机管理   B．存储器管理

    C．文件管理   D．设备管理

13．在 Windows 10 操作系统中，设置"个性化"的内容包括_____。

    A．背景   B．主题

C. 任务栏　　　　　　　　　　　D. "开始"菜单

14. Windows 10 操作系统中，在"开始"菜单中单击"设置"按钮，在打开的"Windows 设置"窗口中，可以设置的项目有＿＿＿＿。

　　A. 系统　　　　　　　　　　　B. 设备
　　C. 个性化　　　　　　　　　　D. 更新和安全

15. 在 Windows 10 操作系统中，启动任务管理器的方法有＿＿＿＿。

　　A. 在任务栏空白处右击　　　　B. 右击"开始"菜单
　　C. 按组合键 Ctrl+Shift+Esc　　D. 按组合键 Ctrl+D

16. 在文件夹中选定文件后，能够删除该文件的操作有＿＿＿＿。

　　A. 按 Delete（Del）键
　　B. 在"窗口"菜单中选择"删除"命令
　　C. 鼠标右键双击该文件
　　D. 右击该文件，在弹出的快捷菜单中选择"删除"命令

17. 在 Windows 系统中，文件系统类型有＿＿＿＿。

　　A. FAT32　　　　　　　　　　B. FAT
　　C. FAT16　　　　　　　　　　D. NTFS

18. 下列软件中，属于操作系统的有＿＿＿＿。

　　A. Linux　　　　　　　　　　B. UNIX
　　C. OpenHarmony　　　　　　D. openEuler

四、思考题

1. 什么是操作系统？操作系统的主要功能有哪些？
2. 简述 Windows 10 操作系统中窗口的概念。
3. 列出 3 种在 Windows 10 操作系统桌面添加应用程序快捷方式的方法。
4. 简述如何在 Windows 10 操作系统中搜索文件。
5. 简述 Windows 10 操作系统中，在"Windows 设置"窗口可以对哪些内容进行管理与设置。

第 4 章　计算机网络与应用

一、判断题

1. 在一个办公室内组建的计算机网络是局域网，在一个大学内组建的计算机网络是广域网。

　　A. 对　　　　　　　　　　　　B. 错

2. WWW 中的超文本文件是用 HTTP 超文本标识语言写的。

  A．对   B．错

 3．搜索引擎是一个应用程序。

  A．对   B．错

 4．国际标准化组织（ISO）制定的开放系统互联参考模型（OSI）将网络体系结构分成四层。

  A．对   B．错

 5．国际互联网 Internet 仅是未来信息高速公路的雏形。

  A．对   B．错

 6．TCP/IP 协议是由 TCP（传输控制协议）和 IP（网际协议）两个协议组成的。

  A．对   B．错

 7．在加密技术中，对称加密技术是对加密和解密使用不同的密钥。

  A．对   B．错

 8．防火墙技术通常只能用软件来实现的。

  A．对   B．错

 9．信息检索是人类有目的地存储和检索信息的基本途径。

  A．对   B．错

 10．网桥主要用于不同体系结构的网络与主机互联。

  A．对   B．错

 11．每次打开浏览器，最先显示的 Web 页面不能由用户设置。

  A．对   B．错

 12．云计算是网格计算、并行计算、分布式计算、虚拟化、负载均衡等传统计算机和网格技术发展融合的产物。

  A．对   B．错

 13．在物联网时代，物理个体小到牙刷、餐巾纸、轮胎，大到房屋都可以通过网络进行信息的交换。

  A．对   B．错

 14．和传统数据库管理数据的方式相比，大数据在数据源、数据处理方式和数据思维方面都出现了颠覆性的变化。

  A．对   B．错

 15．数据分析是指数据处理结果在终端上的显示方式。

  A．对   B．错

 16．在大数据产生的过程中，每个人都可能成为数据制造者。

  A．对   B．错

 17．数据存储和改动层从数据来源层获取数据，将其修改为需要的格式，并将其发送到数据整理组件中进行整理并存储在指定的位置，该层通常使用分布式存储的方法来存储数据。

  A．对   B．错

 18．应用层从数据存储和改动层读取数据，采用包括数据挖掘和机器学习算法等多种

算 法在内的分析方法对数据进行分析统计，帮助用户从数据中提取有用信息。

    A．对   B．错

19．大数据的各种分析处理技术都是建立在大数据采集技术的基础上。

    A．对   B．错

20．大数据展现的交互主要是以文字的方式进行。

    A．对   B．错

21．计算机网络最主要的目的就是为了方便用户通信。

    A．对   B．错

22．在 Internet 提供的服务中，BBS 也称网络新闻组，是用户自发组织的公众论坛。

    A．对   B．错

23．IP 地址是 Internet 中每一台主机的唯一地址，可对应多个域名。

    A．对   B．错

24．TCP 协议是保证分组可靠传输的协议。

    A．对   B．错

25．区块链就是比特币。

    A．对   B．错

26．区块链技术具有去中心化、高度透明和不可篡改等特性。

    A．对   B．错

27．区块链是一种分布式数据库。

    A．对   B．错

28．区块链技术可以应用于供应链管理、身份验证等领域。

    A．对   B．错

二、单选题

1．计算机网络最主要的功能在于_____。

    A．扩充存储容量   B．提高运算速度

    C．传输文件   D．共享资源

2．开放系统参考模型的基本结构体系将网络划分为_____。

    A．4 层   B．5 层

    C．6 层   D．7 层

3．衡量网络数据传输速率的单位是 bps，其含义是_____。

    A．信号每秒传输多少千米   B．信号每秒传输多少字节

    C．每秒传递多少个二进制位   D．每秒传送多少个数据

4．网络中各个点相互连接的结构，叫作网络的_____。

    A．拓扑结构   B．协议

    C．分层结构   D．分组结构

5．目前，局域网的传输介质（媒介）主要是同轴电缆，双绞线和_____。

A．通信卫星
B．公共数据网

C．电话线
D．光纤

6．将两个同类的局域网（即使用相同的网络操作系统）互联应使用的设备是＿＿＿＿＿＿。

A．网卡
B．网关

C．网桥
D．路由器

7．OSI 的含义是＿＿＿＿＿＿。

A．网络通信协议
B．国家信息基础设施

C．开放系统互联参考模型
D．公共数据通信网

8．为了能在网络上准确地传送信息，制定的一整套关于传输顺序、格式、内容和方式的约定，被称为＿＿＿＿＿＿。

A．OSI 参考模型
B．网络操作系统

C．通信协议
D．网络通信软件

9．以下不属于无线介质的是＿＿＿＿＿＿。

A．激光
B．光纤

C．电磁波
D．微波

10．用户要想在网上查询 WWW 信息，必须安装并运行的软件是＿＿＿＿＿＿。

A．HTTP
B．Yahoo

C．浏览器
D．万维网

11．下列传输介质中，提供的带宽最大的是＿＿＿＿＿＿。

A．双绞线
B．普通电线

C．同轴电缆
D．光缆

12．在传送数据时，以原来的形式把来自终端的信息送入传输介质称为＿＿＿＿＿＿。

A．宽带传输
B．调制

C．解调
D．基带传输

13．网络操作系统不仅要具备普通操作系统的功能，还要具备网络通信、共享资源管理、提供网络服务和＿＿＿＿＿＿。

A．网络管理
B．互操作

C．提供网络接口
D．同时具备上述三项

14．目前在 Internet 上提供的主要应用功能有电子信函（电子邮件）、WWW 浏览、远程登录和＿＿＿＿＿＿。

A．文件传输
B．协议转换

C．光盘检索
D．电子图书馆

15．域名是＿＿＿＿＿＿。

A．IP 地址的 ASCII 码表示形式

B．按接入 Internet 的局域网的地理位置所规定的名称

C．按接入 Internet 的局域网的大小所规定的名称

D．按分层的方法为 Internet 中的计算机所取的直观的名称

16．统一资源定位器的英文缩写是＿＿＿＿＿＿。

A. http
B. WWW
C. URL
D. FTP

17. 下列描述中，错误的是_____。

    A. 发送电子邮件时，一次发送操作只能发送给一个接收者

    B. 收发电子邮件时，接收方无须了解对方的电子邮件地址就能发回邮件

    C. 向对方发送电子邮件时，并不需要对方一定处于开机状态

    D. 使用电子邮件的首要条件是必须拥有一个电子邮箱

18. 在 Internet 中，每台计算机都有一个独立的_____。

    A. Email
B. 协议
    C. TCP/IP
D. IP 地址

19. IPv6 具有长达_____位的地址空间，可以彻底解决 IPv4 地址不足的问题。

    A. 32
B. 64
    C. 128
D. 256

20. 局域网的网络硬件主要包括服务器、工作站、网卡和_____。

    A. 网络拓扑结构
B. 计算机
    C. 网络传输协议
D. 传输介质

21. 在计算机网络中，_____承担数据传输和通信处理工作。

    A. 计算机
B. 通信子网
    C. 资源子网
D. 网卡

22. 下列 IP 地址中，属于 C 类地址的是_____。

    A. 191.169.72.65
B. 202.203.204.50
    C. 26.124.48.87
D. 121.49.163.82

23. 云计算是对_____技术的发展与运用。

    A. 并行计算
B. 网格计算
    C. 分布式计算
D. 三个选项都是

24. 互联网计算机在相互通信时，必须遵循的规则是_____。

    A. 安全规范
B. 路由算法
    C. 网络协议
D. 软件规范

25. 下列说法中，正确的是_____。

    A. 物联网由城域网和局域网组成

    B. 物联网由广域网和局域网组成

    C. 物联网每一个终端都是一个信息源

    D. 物联网通过有线网络接入互联网

26. _____是物联网的底层，是与外界环境接触最紧密的部分，其负责采集物理世界中的数据，是物联网建立的基础。

    A. 网络层
B. 实用层
    C. 应用层
D. 感知层

27. _____是利用射频信号通过空间耦合传输对物体进行识别的技术。

A．无线网络技术 　　　　　　　B．射频识别技术

C．传感器技术 　　　　　　　D．IP 地址寻址技术

28．利用近距或远距网络将移动电话、平板电脑等移动终端设备和医院物联网系统连接起来，实现医疗信息的无线交互，为医护人员提供实时、快速、准确的医疗信息传递，为患者提供便捷的信息查询和与医护人员交流的方式是＿＿＿＿＿＿。

A．物联网移动医疗 　　　　　　B．物联网远程医疗

C．物联网医院物资管理 　　　　D．物联网药品管理

29．大数据的产生的两种方式是＿＿＿＿＿＿。

A．快速数据生成和慢速数据生成

B．单机数据生成和网络数据生成

C．被动数据生成和主动数据生成

D．传感器数据生成和接收器数据生成

30．主要解决数据的分布性和异构性问题的是＿＿＿＿＿＿。

A．数据采集和抽取 　　　　　　B．数据集成

C．数据分析 　　　　　　　　　D．数据解释

31．大数据处理技术和传统数据库技术最大的区别是＿＿＿＿＿＿。

A．数据量大 　　　　　　　　　B．速度快

C．多样性 　　　　　　　　　　D．数据价值型

32．大数据技术构架中，从企业应用程序、数据管理系统、互联网、物联网等多个终端收集汇聚数据的是＿＿＿＿＿＿。

A．数据来源层 　　　　　　　　B．数据存储和改动层

C．数据分析层 　　　　　　　　D．数据应用层

33．＿＿＿＿＿＿是指从海量的数据中通过算法提取出有用信息的过程。

A．数据存储 　　　　　　　　　B．数据学习

C．数据挖掘 　　　　　　　　　D．数据计算

34．＿＿＿＿＿＿是指利用计算机建立和模拟人脑分析学习的神经网络从而对数据进行解释。

A．数据挖掘 　　　　　　　　　B．深度学习

C．社交计算 　　　　　　　　　D．数据存储

35．＿＿＿＿＿＿的目的是利用社会学、心理学等学科知识对社交网络中产生的大量用户数据进行分析，通过机器学习和各种算法对社交网络中的行为和未来趋势做模拟和预测。

A．数据挖掘 　　　　　　　　　B．深度学习

C．社交计算 　　　　　　　　　D．数据存储

36．＿＿＿＿＿＿是指通过对医学大数据的挖掘、分析，利用智能技术进行归纳统计和学习，可以对常见的疾病根据发生概率、多发性因素、遗传特征等进行疾病预测。

A．疾病风险趋势预测 　　　　　B．大数据变动预测

C．大数据智能学习 　　　　　　D．大数据贝利叶分析

37．用户的电子邮箱是＿＿＿＿＿＿。

A．通过邮局申请的个人信箱 　　B．邮件服务器内存中的一块区域

C. 邮件服务器硬盘上的一块区域   D. 用户计算机硬盘上的一块区域

38. 网页中的超链接点不可以是_____。

     A. 一种颜色   B. 一幅图片

     C. 一个词   D. 一个词组

39. 将发送端数字脉冲信号转换成模拟信号的过程称为_____。

     A. 链路传输   B. 调制

     C. 解调   D. 数字信道传输

40. 不属于 TCP/IP 参考模型中的层次是_____。

     A. 应用层   B. 传输层

     C. 会话层   D. 互联层

41. 实现局域网与广域网互联的主要设备是_____。

     A. 交换机   B. 集线器

     C. 网桥   D. 路由器

42. 下列选项中，不能作为 IP 地址的是_____。

     A. 1 0.2.8.1 1 2   B. 202.205.17.33

     C. 222.234.256.240   D. 159.225.0.1

43. 下列选项中，不能作为域名的是_____。

     A. www.cernet.edu.cn   B. news.baidu.com

     C. ftp.pku.edu.cn   D. www，cba.gov.cn

44. 在 Internet 中完成从域名到 IP 地址或者从 IP 地址到域名转换的是_____。

     A. DNS   B. FTP

     C. WWW   D. ADSL

45. IE 浏览器收藏夹的作用是_____。

     A. 收集感兴趣的页面地址   B. 保存感兴趣的页面内容

     C. 收集感兴趣的文件内容   D. 收集感兴趣的文件名

46. 关于电子邮件，下列说法中，错误的是_____。

     A. 发件人必须有用户的 E-mail 账户   B. 必须知道收件人的 E-mail 地址

     C. 收件人必须有用户的邮政编码   D. 可以使用 Outlook 管理联系人信息

47. 关于使用 FTP 下载文件，下列说法中，错误的是_____。

     A. FTP 即文件传输协议

     B. 登录 FTP 不需要账户和密码

     C. 可以使用专用的 FTP 客户机下载文件

     D. FTP 使用客户机/服务器模式工作

48. 无线网络相对于有线网络来说，优点是_____。

     A. 传输速度更快，误码率更低   B. 设备费用低廉

     C. 网络安全性好，可靠性高   D. 组网安装简单，维护方便

49. 关于流媒体技术，下列说法中，错误的是_____。

     A. 流媒体技术可以实现边下载边播放

B．媒体文件全部下载完成后才可以播放

C．流媒体技术可用于远程教育、在线直播等方面

D．流媒体文件格式包括.asf、.rm、.ra 等

50．区块链技术的核心特点是_____。

A．去中心化　　　　　　　　　B．集中式管理

C．安全性低　　　　　　　　　D．可篡改性强

51．区块链技术中的"去中心化"特性意味着_____。

A．没有中央服务器和管理者　　B．所有节点权限相等

C．数据分布式存储　　　　　　D．以上都是

52．区块链技术主要使用的加密算法是_____。

A．对称加密　　　　　　　　　B．非对称加密

C．哈希算法　　　　　　　　　D．零知识证明

53．区块链中的"挖矿"是指_____。

A．通过计算解决难题来验证交易　　B．将新的交易写入块

C．将已有的区块链接在一起　　D．以上都不是

54．区块链技术中的"哈希值"是_____。

A．一段随机生成的数字

B．一种用于加密的密钥

C．一种用于验证数据完整性的算法输出

D．一段无意义的数字

三、多选题

1．计算机网络的特点有_____。

A．数据通信、资源共享　　　　B．提高计算机的可靠性

C．分布式处理　　　　　　　　D．均衡负载的互相协作

2．按交换技术分类，网络可以分为_____。

A．电路交换　　　　　　　　　B．报文交换

C．分组交换　　　　　　　　　D．变换交换

3．按传输信道分类，网络可以分为_____网络。

A．基带　　　　　　　　　　　B．宽带

C．模拟　　　　　　　　　　　D．数字

4．按网络的拓扑结构分类，网络可分为_____。

A．分组交换　　　　　　　　　B．星型

C．总线型　　　　　　　　　　D．树型

5．星型拓扑结构网络的优点是_____。

A．线路利用率高　　　　　　　B．结构简单

C．容易隔离　　　　　　　　　D．主节点负担轻

6. 网络通常由_____等设备组成。
   A．计算机　　　　　　　　　　B．网络软件
   C．通信线路　　　　　　　　　　D．网络适配器
7. Internet 提供的主要服务有_____。
   A．WWW　　　　　　　　　　B．E-mail
   C．FTP　　　　　　　　　　D．Usenet
8. 信息安全一般是指网络信息的保密性、_____。
   A．完整性　　　　　　　　　　B．可用性
   C．真实性　　　　　　　　　　D．可追究性
9. 网络安全技术手段包括_____。
   A．加密　　　　　　　　　　B．数字签名
   C．身份识别　　　　　　　　　　D．安全协议
10. 在有线通信介质中，传输速率从高到低排列是_____。
   A．光纤　　　　　　　　　　B．双绞线
   C．微波　　　　　　　　　　D．同轴电缆
11. 在局域网中，集线器的作用是_____。
   A．再生信号　　　　　　　　　　B．管理多路信号
   C．放大信号　　　　　　　　　　D．连接其他网络
12. 下列选项中，可作为计算机网络中的有线传输介质的是_____。
   A．光纤　　　　　　　　　　B．微波
   C．光盘　　　　　　　　　　D．双绞线
13. 云计算的主要特征有_____。
   A．通过网络访问、按需自助服务　　B．与地点无关的资源池
   C．快速伸缩性　　　　　　　　　　D．按使用付费
14. 云计算的服务模式有_____。
   A．基础设施服务　　　　　　　　B．平台即服务
   C．软件即服务　　　　　　　　　　D．云服务
15. 下列关于物联网的说法中，正确的有_____。
   A．互联网是物联网的基础　　　　B．物联网是互联网应用的延伸
   C．物联网是互联网的基础　　　　D．互联网是物联网应用的延伸
16. 物联网的特征有_____。
   A．数据传输无线化　　　　　　　　B．终端设备多样
   C．信息获取自动化　　　　　　　　D．数据处理智能化
17. 从技术架构上来看，物联网可分为三层，即_____。
   A．实践层　　　　　　　　　　B．应用层
   C．感知层　　　　　　　　　　D．网络层
18. 下列选项中，属于目前常用的无线网络技术的有_____。
   A．NFC　　　　　　　　　　B．Bluetooth

      C．ZigBee   D．WiFi

19．大数据技术分为以下哪几种技术＿＿＿＿＿＿。

      A．大数据采集技术   B．大数据存储技术

      C．大数据计算技术   D．大数据展现与交互技术

20．下列选项中，属于大数据计算技术的是＿＿＿＿＿＿。

      A．数据挖掘   B．深度学习

      C．数据存储   D．社交计算

21．关于 WWW，下列说法中，正确的有＿＿＿＿＿＿。

      A．WWW 的中文名是全球信息网

      B．WWW 也称万维网

      C．WWW 是独立于 Internet 的另外一个网络

      D．进入某一网站最先显示的页面称为"主页"

四、思考题

1．什么是计算机网络？计算机网络的主要功能是什么？

2．什么是计算机网络的拓扑结构？各种拓扑结构有哪些优缺点？

3．什么是云计算？

4．数据技术构架的分层结构是怎样的？每一层结构的功能是什么？

5．大数据的关键技术有哪些？

6．区块链技术有哪些优点？

第 5 章　医院信息系统

一、判断题

1．医院信息化通常是指利用先进的计算机及网络技术实现疾病的预防、保健、诊疗、护理等业务管理和行政管理自动化数字化运作的过程。

      A．对   B．错

2．临床信息系统是以电子病历（EMR）为核心的全流程闭环管理系统。

      A．对   B．错

3．全面的质量管理，也就是把患者在医院就诊的每个步骤，都在信息系统中得到完整、正确地记录和跟踪。

      A．对   B．错

4．医院也有作为企业属性的一面，需要一个以 ERP 企业资源计划（Enterprise Resource Planning）为核心的人、财、物的高度整合管理系统。

      A．对   B．错

5．虚拟化、云是未来的趋势，当医院的所有设备和应用虚拟化后，投入成本将大大提高。

    A．对   B．错

6．计算机辅助教学系统不属于数字化医院的系统组成。

    A．对   B．错

7．在医院信息系统中，经济管理模块能将临床信息进行整理、处理、汇总、统计、分析。

    A．对   B．错

8．医院信息化建设工作具有长期性、复杂性和内容多变性，它是一个静止的系统。

    A．对   B．错

9．门诊收费系统用于向前来就诊的患者提供便捷的挂号、收费、退费、档案管理等服务。

    A．对   B．错

10．门诊医生工作站设有与 HIS、LIS、PACS、PASS 等系统相连接的软件接口，为医保的处方监控、医务的临床分析提供了必要的数据准备。

    A．对   B．错

11．在执行接诊业务时，主要分为检查患者信息、开立诊断、开立门诊医嘱三步操作。

    A．对   B．错

12．在门诊医生工作站中，医生只可以使用已有的病历模板创建病历，不可以自己创建病历模板。

    A．对   B．错

13．住院医生开立的医嘱分为长期医嘱和临时医嘱两种。

    A．对   B．错

14．若住院患者需要进行检查、检验或手术，则该患者的主管护士可在住院护士工作站相关界面提出申请。

    A．对   B．错

15．住院护士在使用系统进行医嘱的核对工作之后，还需要将打印出来的医嘱上交至相关科室。

    A．对   B．错

16．在患者的用药申请还未废除的情况下依旧可以办理出院。

    A．对   B．错

17．科室接收到住院患者后，医师可直接根据病情给患者录入医嘱。

    A．对   B．错

18．医务人员可直接通过档案号（ID）或单位名称即时浏览个人或团体的就诊记录和以往的体检情况。

    A．对   B．错

19．LIS 与 PACS 均可以与 HIS 无缝对接，减少医生对患者信息的重复录入工作。

    A．对   B．错

20. 医院检验系统的主要功能是临床实验室业务信息和管理信息的采集、存储、处理、传输、查询，实现标本全流程信息管理，并提供分析及诊断支持。

    A．对   B．错

21. PACS 系统的核心就是医学影像的拍摄。

    A．对   B．错

22. 电子病历系统只包括 PACS、LIS、重症监护系统、手术麻醉系统以及护理系统等与电子病历内容相关的部分。

    A．对   B．错

23. 电子病历系统具有用户授权与认证、使用审计、数据存储与管理、患者隐私保护和字典数据管理等基础功能。

    A．对   B．错

24. 电子病历与纸质病历具有同等效力。

    A．对   B．错

25. 大多数的医院药品管理模块都有四层构造，或者称为四级库管理模式。

    A．对   B．错

26. 原则上药品管理模块之中的二级库可直接对三级药房、临床科室以及患者发药。

    A．对   B．错

二、单选题

1. 医院信息系统（Hospital Information SystemHIS）在国际学术界已公认为新兴的_____的重要分支。

    A．临床信息   B．后台运营管理

    C．区域卫生信息化   D．医学信息学

2. 著名的麻省总医院开发的_____系统是 20 世纪 60 年代初产生，并发展至今成为大规模的临床患者信息系统。

    A．COSTAR   B．EMR

    C．PACS   D．LIS

3. 我国医院信息系统的开发和应用工作是在_____展开的。

    A．20 世纪 70 年代前期   B．20 世纪 70 年代中期

    C．20 世纪 70 年代后期   D．20 世纪 80 年代

4. 随着我国卫生信息化进程的不断加快，_____被医院广泛地应用于付费、查询、保健、急救医疗等领域，远程教育、远程医疗也得到快速发展。

    A．电子病历   B．智能卡

    C．医学影像系统   D．诊疗卡

5. 我国自 20 世纪 70 年代计算机在医疗行业中开始应用以来，医院的信息化建设一直是以提高管理工作效率、辅助财务核算为主要目的，_____是这个阶段医院信息化建设的主要特色。

  A．管理信息化   B．智能卡

  C．电子病历   D．个人健康档案

 6．医院管理信息化在推动中小型医院逐步普及的同时，提出了进一步建设_____的目标和远景。

  A．信息化医院   B．智能医院

  C．数字医院   D．网络化医院

 7．我国的卫生信息化经过了30多年的发展建设，_____是对居民在其生命全过程中主要健康问题以及接受医疗卫生服务的科学记录。

  A．智能卡   B．医保卡

  C．居民电子健康档案   D．诊疗卡

 8．医院信息化建设的目标是建立以_____为核心，以数据仓库为基础的集临床医疗、医院管理、数据存储为一体的数字化医院信息平台。

  A．医疗信息   B．患者

  C．技术   D．电子病历

 9．在未来医院信息化发展趋势上，从临床信息系统来讲，是以_____为核心的全流程闭环管理。

  A．医保卡   B．电子病历（EMR）

  C．智能卡   D．诊疗卡

 10．有了前台的临床系统和后台的运营管理系统，就会产生越来越多的数据，未来医院信息化中最需要解决的事情是_____这些数据。

  A．如何传输   B．如何分析、使用

  C．如何保存   D．如何备份

 11．目前，我国在云计算方面还是以_____为主，最终走向共有云，还将有赖于整个链路、整个硬件安全性和稳定性的提高和完善。

  A．医疗信息   B．区域卫生信息

  C．电子病历信息   D．私有云

 12．真正的大数据是不依赖于人而自动生成的，比如通过_____，把患者体温数据自动采集的过程等。

  A．各种感应器或传感器   B．网络

  C．医疗信息   D．云计算

 13．数字化医院就是利用先进的_____，将患者的诊疗信息、卫生经济信息与医院管理信息等进行最有效地收集、储存、传输与整合，并纳入整个社会医疗保健数据库的医院，使医院的服务对象由"有病求医"的患者扩展到整个社会。

  A．计算机及网络技术   B．硬件系统

  C．软件系统   D．网络技术

 14．数字化医院离我们并不遥远，其是可以实现的，有专家预测，今后的_____是数字化医院的长足发展时期。

  A．1～5年   B．5～10年

C. 5~15 年   D. 5~20 年

15．医院信息系统主要由医院管理信息系统和_____两部分组成。

    A．医生工作站系统   B．医学影像系统

    C．实验室系统   D．临床信息系统

16．在医院信息系统中，临床诊疗部分的核心是_____。

    A．门诊信息   B．医生决策

    C．患者信息   D．病案管理信息

17．下列选项中，不属于医院信息系统功能的是_____。

    A．支持医院的行政管理与事务处理业务，减轻事务处理人员的劳动强度

    B．直接应用于医院医护人员的临床活动

    C．辅助医院管理，辅助高层领导决策

    D．提高医院的工作效率

18．医院信息系统中的档案号（ID）通常是由_____分配的。

    A．门诊医生工作站   B．门诊收费系统

    C．门诊药房系统   D．以上都不对

19．医院信息系统中的预交金收取模块属于_____。

    A．门诊挂号系统   B．门诊药房系统

    C．住院收费系统   D．住院医生工作站

20．门诊医生在执行接诊业务时，首先需要在系统上做的是_____操作。

    A．开立门诊医嘱   B．完善门诊首页信息

    C．开立诊断   D．以上都不对

21．门诊和住院退药属于_____模块的功能。

    A．门诊挂号系统   B．门诊收费系统

    C．药库管理系统   D．药房管理系统

22．在执行出院缴费业务时，系统可通过患者的住院号来查询患者的_____，以判定患者是否可以办理出院。

    A．住院状态   B．在院状态

    C．在院医嘱执行情况   D．出院登记情况

23．住院护士可以在系统上执行_____操作，以根据系统录入的实时数据给患者分配床位、主管医生、责任护士、主任医生等。

    A．入院结算   B．病案录入

    C．入院接诊   D．入院核对

24．若住院患者需要进行检查检验或者手术，则可通过_____的相应功能模块提出申请。

    A．住院医生工作站   B．医院检验系统

    C．医学影像系统   D．住院护士工作站

25．在住院医生工作站中的_____模块，主管医生可查看患者医保属性，以对其治疗方案进行相关评估。

    A．医嘱处理   B．医技报告查询

C．危机值管理　　　　　　　　　D．医保费用查询

26．在住院护士工作站中，_____功能可以使系统根据特定医嘱拟定患者当日或未来几日的用药与检查计划表。

A．医嘱执行　　　　　　　　　　B．医嘱分解

C．医嘱审核　　　　　　　　　　D．医嘱传输

27．下列选项中，属于住院护士工作站功能的是_____。

A．影像采集　　　　　　　　　　B．诊断报告管理

C．床位管理　　　　　　　　　　D．样本检验

28．_____模块的主要任务是处理诊断、处方、检查、检验、手术、会诊、转科、出院等信息。

A．会诊申请　　　　　　　　　　B．住院医生工作站

C．医嘱录入　　　　　　　　　　D．住院办理

29．_____模块包括了医生总检、报告管理、检后随访、职业病体检等全套功能。

A．体检管理　　　　　　　　　　B．体检登记

C．体检统计　　　　　　　　　　D．以上都不对

30．体检项目的录入支持_____录入方式，也支持拼音、五笔、编号等简码的输入。

A．套餐　　　　　　　　　　　　B．历史记录

C．常用记录　　　　　　　　　　D．默认

31．_____系统的主要功能是应用信息技术实现临床实验室业务信息和管理信息的采集、存储、处理、传输、查询，实现标本全流程信息管理。

A．CIS　　　　　　　　　　　　　B．LIS

C．EMRS　　　　　　　　　　　　D．PACS

32．医学影像系统及各种数字信息在计算机设备间进行传输要遵循相应标准，如在影像采集、影像管理过程中，应均遵循_____标准。

A．DRG　　　　　　　　　　　　　B．COOC

C．DICOM3.0　　　　　　　　　　D．HTTP

33．PACS是指_____。

A．门诊护士工作站　　　　　　　B．医学影像系统

C．医学检验信息系统　　　　　　D．住院医生工作站

34．医学影像信息系统中的_____是整个系统能够正常运行的基本点，它的质量决定了系统是否可用以及是否具有实际意义。

A．医学影像处理系统　　　　　　B．医学影像信息系统

C．医学影像采集系统　　　　　　D．医学影像测量系统

35．_____可以把医学图像采集、显示、存储、交换和输出进行数字化处理，最后实现图像的存储和传输。

A．医学影像处理系统　　　　　　B．医学影像信息系统

C．医学影像采集系统　　　　　　D．医学影像测量系统

36．医学检验系统的作用是＿＿＿＿＿＿＿。
    A．为检验室开展检验工作提供更加有效的系统支持
    B．为医院科研提供实验支持
    C．为医生提供科研实验的智能环境
    D．为医生提供科研实验条件

37．EMRS 是指＿＿＿＿＿＿＿。
    A．临床信息系统   B．电子病历系统
    C．电子病案系统   D．住院医生工作站

38．电子病历系统的＿＿＿＿＿＿＿功能为医生开具医嘱、诊疗方案选择等提供辅助支持。
    A．危急值管理   B．医疗质量管理
    C．临床知识库   D．病历编辑

39．大多数的医院药品管理系统都有＿＿＿＿＿＿＿层构造。
    A．两   B．三
    C．四   D．以上都不对

40．＿＿＿＿＿＿＿主要负责完成全院药品的采购、存储、发放和管理等工作。
    A．药库管理系统   B．药房管理系统
    C．库房管理系统   D．药品管理系统

41．＿＿＿＿＿＿＿是指医院资产的综合管理，它主要负责完成全院各类资产的采购、存储、发放和管理等工作。
    A．财务管理中心   B．后勤管理中心
    C．护理事务管理中心   D．院长驾驶舱

42．药品比例、门诊统计、住院统计、职员状态等与全院有关的数据统计及对比分析结果可在＿＿＿＿＿＿＿上查看。
    A．院长驾驶舱   B．护理事务管理中心
    C．后勤管理中心   D．以上都不对

43．＿＿＿＿＿＿＿是基于医保基础信息库为全体参保人员生成的医保身份识别电子介质。
    A．电子健康卡   B．医保电子凭证
    C．居民健康卡   D．社保电子凭证

44．药品管理模块的＿＿＿＿＿＿＿被认为是医院药品的最终"出口"。
    A．库房管理系统   B．药库管理系统
    C．药品管理系统   D．药房管理系统

三、多选题

1．医院信息系统的总体功能包括＿＿＿＿＿＿＿。
    A．药品管理部分   B．综合网络部分
    C．经济管理部分   D．临床诊疗部分

172

2．我国的卫生信息化经过了 30 多年的发展建设，从大体上可以分为_____等过程。
    A．医院信息管理系统　　　　　　B．医院信息系统
    C．区域卫生信息化　　　　　　　D．区域卫生信息平台

3．进入 21 世纪，随着我国卫生信息化进程地不断加快，其中_____已成为我国医院"信息技术"的亮点。
    A．电子病历　　　　　　　　　　B．临床信息系统
    C．医学影像系统　　　　　　　　D．医院检验系统

4．未来医院信息化发展趋势有五大方向，其中包括_____。
    A．移动医疗　　　　　　　　　　B．后台运营管理系统
    C．临床活动辅助系统　　　　　　D．数据的分析和使用

5．门诊收费系统可以实现的功能有_____。
    A．挂号收费　　　　　　　　　　B．发票管理
    C．档案管理　　　　　　　　　　D．挂号人数统计

6．门诊医生工作站可以实现的功能有_____。
    A．门诊处方发药　　　　　　　　B．会诊管理
    C．诊断开立　　　　　　　　　　D．门诊首页录入

7．门诊医生工作站在执行接诊业务时，主要分为_____几步操作。
    A．首页管理　　　　　　　　　　B．完善门诊首页信息
    C．开立诊断　　　　　　　　　　D．开立门诊医嘱

8．在住院医生工作站中，医嘱录入可以提供的方式有_____。
    A．单条医嘱录入　　　　　　　　B．整批录入
    C．医嘱模板录入　　　　　　　　D．复制以往处方

9．下列选项中，属于住院护士工作站的模块有_____。
    A．医嘱管理　　　　　　　　　　B．文书管理
    C．费用管理　　　　　　　　　　D．交班日志

10．体检管理模块可以实现的功能有_____。
    A．体检预约　　　　　　　　　　B．体检登记
    C．医生总检　　　　　　　　　　D．报告管理

11．随着现代医学科技的发展，医学影像系统的优点体现在_____。
    A．实现医院的无胶片化，可以节省胶片、洗片、胶片存储等系列开支
    B．优化相关科室的工作流程，提高工作效率
    C．方便地参考患者的历史检查数据，使诊断报告的质量大大提高
    D．充分的信息共享和共同的影像标准可以方便地进行远程会诊

12．医学检验信息系统可以_____。
    A．减少人工操作的方式，实现信息转移
    B．为检验结果查询提供更有效的方法
    C．节省了管理信息所需的索引时间和精力
    D．为被检验者提供精度更高的检测结果

13. 电子病历中可以包含＿＿＿＿＿＿＿。

    A．声音信息   B．非结构化的自由文本

    C．图形、图像信息   D．结构化信息

14. 电子病历的用途包括＿＿＿＿＿＿＿。

    A．保障医疗安全   B．提高医疗效率

    C．提高医疗纠纷举证能力   D．提高医疗质量

15. 电子病历数据必须具备＿＿＿＿＿＿＿。

    A．安全性   B．可读性

    C．真实性   D．实时性

16. 进入 21 世纪，随着我国卫生信息化进程的不断加快，医疗卫生"信息技术"的应用范围不断扩大，实现了医学信息的数字化＿＿＿＿＿＿＿，涉及医疗、卫生、医学教学研究信息等各个方面。

    A．采集   B．存储

    C．管理   D．传输

17. 20 世纪 80 年代以来，＿＿＿＿＿＿＿的发展给我国医疗卫生建设带来了"数字医疗卫生革命"，出现了电子病历、电子处方、远程医疗、数据仓库技术、医学图像处理技术等新事物。

    A．数字化   B．网络化

    C．信息化   D．软件系统

18. 我国卫生信息化建设进展迅速，尤其是 SARS 危机以来，在＿＿＿＿＿＿方面都取得了不错的成绩。

    A．临床信息系统   B．应急指挥决策系统

    C．医疗救治信息系统   D．公共卫生信息系统

19. 未来医院信息化的发展，从临床信息系统来说，应该是以电子病历（EMR）为核心的全流程闭环管理，这样，当患者去医院看病时，医生就能实时获得该患者全生命周期的医疗信息，包括全程的＿＿＿＿＿＿＿等数据。

    A．门诊   B．住院

    C．急诊   D．体检

20. 数字化医院就是利用先进的计算机及网络技术，将患者的＿＿＿＿＿＿＿等进行最有效地收集、储存、传输与整合，并纳入整个社会医疗保健数据库的医院，使医院的服务对象由"有病求医"的患者扩展到整个社会。

    A．诊疗信息   B．卫生经济信息

    C．医院管理信息   D．电子病历信息

21. 住院管理模块是 HIS 系统中最核心的部分。在医院的各个部门中，＿＿＿＿＿＿＿构成了对住院患者的服务链。

    A．出入院收费处   B．中心药房

    C．住院医生工作站   D．住院病区

22. 住院医嘱处理包括了_____的录入、停用、打印。
    A．长期医嘱　　　　　　　　　　B．临时医嘱
    C．中期医嘱　　　　　　　　　　D．短期医嘱
23. 医生工作站开具用药时，可通过_____等方式对药品进行检索。
    A．药品编码　　　　　　　　　　B．药品名称
    C．药品类型　　　　　　　　　　D．拼音简码
24. 体检报告单则可以在导出为_____格式之后通过互联网传递给相关单位。
    A．PDF　　　　　　　　　　　　B．JPG
    C．WORD　　　　　　　　　　　D．JPEG
25. 医院检验系统的具体功能包括_____等。
    A．危急值管理　　　　　　　　　B．条码管理
    C．标本管理　　　　　　　　　　D．全过程时间管理
26. 医院检验系统是应用在医院影像科室以全面解决医学图像的_____等功能的综合系统。
    A．获取　　　　　　　　　　　　B．显示
    C．存储　　　　　　　　　　　　D．传输
27. 影像拍摄完成后，PACS 会根据内部对照关系，通过_____将科室审核后的检查数据与患者信息进行绑定。
    A．自动核对　　　　　　　　　　B．数据接口
    C．图像核准　　　　　　　　　　D．自动对照
28. _____等模块都属于电子病历系统范畴。
    A．医嘱编辑器　　　　　　　　　B．PACS
    C．LIS　　　　　　　　　　　　D．病程记录编辑器
29. 电子病历的数据必须符合_____等特性。
    A．安全性　　　　　　　　　　　B．可靠性
    C．可用性　　　　　　　　　　　D．兼容性
30. 居民电子健康卡是国家卫生信息化"3521 工程"框架提出的基于_____的个人信息基础载体。
    A．电子健康档案　　　　　　　　B．电子病历
    C．三级信息平台　　　　　　　　D．医共体

四、思考题

1. 医院信息化发展的宗旨和目标是什么？
2. 数字化医院的定义是什么？
3. 移动医疗的特点是什么？
4. 医院信息系统（HIS）的功能主要体现在哪些方面？
5. 什么是 EMRS？它有什么功能？

第6章 办公软件高级应用

一、单选题

1. 要退出 WPS 表格 2019，可以_____。
   A．双击桌面的"WPS 表格"图标
   B．单击"WPS 表格"菜单中的"退出"命令
   C．使用快捷键 Ctrl+F4
   D．单击"最小化"按钮

2. WPS 表格使用_____选项卡中的"行和列"命令，调整行高和列宽。
   A．表格样式
   B．开始
   C．页面布局
   D．数据

3. 下列选项中，_____不是 WPS 表格的选项卡命令。
   A．插入
   B．审阅
   C．公式
   D．章节

4. 按住 Ctrl 键，用鼠标拖动工作表标签，就可以复制一个_____。
   A．工作簿
   B．工作表标签
   C．工作表
   D．单元格

5. 每个单元格都有一个自己的地址，该地址由这个单元格的列序号+行序号组成，列序号在前，行序号在后。下列选项中，_____是不正确的单元格地址。
   A．AB18
   B．A1:E90
   C．W70
   D．9A

6. 在 WPS 表格的工作表中输入数据时，先单击目标单元格，输入数据后，按_____键（或单击数据编辑栏上的"确认"按钮☑）结束输入。
   A．空格键
   B．F4
   C．Ctrl
   D．Enter

7. 在单元格中输入身份证号码、电话号码等比较长的数值时，WPS 表格 2019 会自动帮助用户识别为_____。
   A．科学计数法
   B．小数
   C．数字字符串
   D．特殊格式

8. WPS 表格能根据预设的规则对输入的数据进行检查，以验证输入的数据是否合乎要求。这一功能可以通过设置_____来实现。
   A．保护工作表
   B．数据有效性
   C．保护工作簿
   D．条件格式

9. 下列选项中，是 WPS 特有功能的是_____。
   A．设置边框格式
   B．填充序列

C. 设置人民币大写　　　　D. 设置字体颜色

10. WPS 表格中的 RANK 函数的功能是＿＿＿。
 A. 求和　　B. 获取当前日期
 C. 求平均数　　D. 排序

11. ＿＿＿是 WPS 表格中查找和处理数据的快捷方法，执行时并不重排数据，只是暂时隐藏不必显示的行。
 A. 排序　　B. 合并计算
 C. 筛选　　D. 分类汇总

12. WPS 表格 2019 的＿＿＿可以在同一要素下选择多个条件进行筛选，也可以选择不同的要素同时进行筛选。
 A. 多重条件筛选　　B. 文本转换成链接
 C. 降序排列　　D. 重复项

13. WPS 表格中常见的图表类型有柱形图、折线图、条形图和＿＿＿。
 A. 饼图　　B. 流程图
 C. 关系图　　D. 层次图

14. WPS 表格中要设置"保护工作表"功能，可以使用"审阅"选项卡中的＿＿＿命令。
 A. 锁定单元格　　B. 保护工作簿
 C. 保护工作表　　D. 共享工作簿

15. 在 WPS 表格中，下列关于函数的描述中，不正确的是＿＿＿。
 A. 函数必须有函数名　　B. 函数名的后面必须有一对括号
 C. 函数各参数之间用逗号分隔　　D. 函数必须有参数

16. 利用 WPS 演示制作的演示文稿的扩展名为＿＿＿。
 A. .dps　　B. .wps
 C. .et　　D. .doc

17. WPS 演示的视图方式有＿＿＿种。
 A. 3　　B. 4
 C. 5　　D. 6

18. 播放和结束播放演示文稿的快捷键分别是＿＿＿。
 A. F5 和 Esc　　B. F5 和 End
 C. Alt+F4 和 End　　D. F1 和 Enter

19. WPS 演示的功能＿＿＿。
 A. 适宜制作演示文稿　　B. 适宜制作各种文档资料
 C. 适宜进行电子表格计算　　D. 适宜进行数据库处理

20. 要想使同一张图片出现在每个演示页（除标题页外）的相同位置，应该在＿＿＿环境中添加该图。
 A. 标题页母版　　B. 正文页母版
 C. 幻灯片任务窗格　　D. 浏览视图

21．在_____视图方式下，显示的是幻灯片的缩图，适用于对幻灯片进行组织和排序，添加切换功能和设置映时间。

  A．普通   B．幻灯片放映

  C．幻灯片浏览   D．母版

22．演示文稿文件中的每一张演示单页称为_____。

  A．旁白   B．讲义

  C．幻灯片   D．备注

23．演示时设置黑屏和白屏的快捷键分别是_____。

  A．B、W   B．W、B

  C．C、W   D．W、C

24．下列选项中，用来设置文字大小的是_____。

  A．字形   B．字号

  C．字体   D．字符间距

25．当"打印内容"设定为"讲义"方式时，一张纸上最多可以打印的演示页数为_____。

  A．9   B．6

  C．3   D．1

二、操作题

1．请对文档进行如下操作：

（1）将文中"小组"全部替换为"科室"。

（2）将文中除标题外的正文字体全部改为仿宋，小三号字。

（3）将文中所有段落设置为首行缩进2字符，1.5倍行距，段前行距1.5倍，段后行距0。

（4）将文档题目"实习要求"设置为居中，黑体小二号字，加粗，并加单线条下画线。

（5）将"护理学是一门实践性极强的学科……"段落添加双线边框，边框1.5磅。

（6）设置页面为"16开"，上、下、左、右边距均为3厘米。

（7）为文档增加页码，页码位于页面下方居中。

（8）为文档增加页眉，页眉接正文采用单线段分隔，页眉文字为"实习要求"，小四号楷体字，右对齐。

（9）将护理专业实习成绩四个组成模块转化为3列的表格，并调整表格随窗口变化而变化。调整表格中文字大小字体等，做到工整美观。

【文档开始】

实习要求

一、实习目标

护理学是一门实践性极强的学科，实习是培养护理专业学生成为一名合格医护人员的必要环节。实习是护理专业高年级阶段在校生必修的课程，学生需要将所学的知识与技能运用到实际护理过程中，通过高质量的实习，达到巩固专业基础、提升综合实践能力、工具实操水平、团队协作能力、获得新的知识与技能的目的，最终实现毕业之后以具备更加全面的护理人才素质，以适应工作环境要求，缩短就职单位的培养周期，尽快在岗位上创造与发挥自身价值。

二、实习成绩管理

护理专业实习成绩由单位教学管理科室测评成绩、实习指导老师测评成绩、实习小组组长测评成绩、实习小组成员互评成绩四部分组成。总分100分，权重占比为单位教学管理科室测评成绩占比50%，实习指导老师测评成绩占比30%，实习组长测评成绩占比10%，实习小组成员互评成绩取平均值占比10%。

附件：护理学专业综合素质评分标准

专业基础：护理学是建立在基本医学知识和生物学、心理学、社会学等学科基础上的，因此护理专业的学生应该掌握医学基础知识。6分

个人修养（语言/行为）：由于护理工作与生命健康紧密相关，护理学专业要求学生具备高度的人文素质，如同理心、责任感、谦虚谨慎、良好的职业道德素质等。6分

人际沟通：护理工作需要频繁地与患者、家属、医生等沟通交流，因此护理学专业要求学生具有良好的沟通能力。6分

学习态度：虚心好学，学习主动、积极、钻研。6分

工作纪律：服从实习安排，无迟到早退，按规定请假。6分

【文档结束】

2. 请建立一个如习题表6-1所示的工作表，并完成如下操作。

（1）设置表题为"家庭日常花销表"，居中对齐。

（2）在A8中输入"合计"，在D8单元格中使用求和公式计算出前面花销总费用。

（3）为A2:E8单元格区域设置"表格样式1-强调1"。

（4）将表格以"费用"为关键字进行降序排序。

（5）选定"明细"和"费用"所在列的内容建立条形图图表，图表标题为"家庭日常花销表"，数据标志显示费用，设置图表区区域颜色为淡蓝色。

（6）将整个文件命令为"家庭日常花销表.et"并保存。

习题表6-1　例表

	A	B	C	D	E
1	家庭日常花销表				
2	日　　期	类　　型	明　　细	费　　用	备　　注
3	2012-8-1	吃	买菜	30	
4	2012-9-10	穿	衬衣	120	
5	2012-10-1	吃	水果	50	
6	2012-11-11	穿	运动鞋	88	
7	2012-12-12	穿	棉帽	22	

3. 请打开"操作题二.et"工作簿（如习题表6-2所示，或者自行建立此工作簿），完成如下操作。

习题表 6-2　例表

	A	B	C	D	E
1	销　售　清　单				
2	部　　门	品　　名	单　　价	数　　量	金　　额
3	1 部门	显示器	960	25	24000
4	2 部门	显示器	960	22	21120
5	3 部门	内存条	270	20	5400
6	4 部门	显示卡	520	56	29120
7	1 部门	显示器	960	23	22080
8	2 部门	显示卡	520	22	11440
9	3 部门	内存条	270	58	15660
10	4 部门	显示器	960	15	14400

（1）设置"金额"列的单元格为货币格式。

（2）按主要关键字"部门"、次要关键字"金额"进行升序排序，再对排序后的数据进行分类汇总，计算各部门的销售总金额（分类字段为"部门"，汇总方式为"求和"，汇总项为"金额"），汇总结果显示在数据下方。

（3）建立数据透视表，显示各部门销售商品的数量和金额的汇总信息。

4．打开"yswg1.dps"演示文稿，然后进行如下操作。

（1）删除首尾两页演示页，设置主题模板为 WPS 演示提供的"流光溢彩"主题模板，首尾两页版式设置为"标题幻灯片"版式，其余页版式设置为"标题和文本"版式。

（2）设置第一页上的文字为楷体，字号为 48，段落对齐方式为居中对齐。

（3）将第 3 页和第 4 页的顺序互换。

（4）将所有页面的换页方式设为"水平百叶窗"，设置切换效果中的声音为"风铃"。

（5）从头开始播放演示文稿，并以"yswg1.dps"为文件名进行保存。

5．新建一个空白演示文稿，以"WPS Office 介绍"为文件名进行保存，然后进行如下操作。

（1）插入两张新演示页，设置主题模板为 WPS 演示提供的"世界地图"主题模板。

（2）将首页版式设置为"标题幻灯片"版式，第 2 页版式设置为"标题和文本"版式。

（3）在首页输入标题"WPS Office 介绍"，设置文本动画效果为自定义动画"飞入"；在第 2 页输入题目"WPS——轻松工作享受生活"，设置文本动画效果为自定义动画"百叶窗"；内容为"WPS Office 是一款开放、高效、安全，与微软 Office 深度兼容并极具中文本地化优势的办公软件"，设置文本动画效果为自定义动画"盒状"。

（4）复制第 2 页，在第 2 页后粘贴出一张和第 2 页内容相同的幻灯片，标题无须修改，修改内容为"WPS Office 个人版包含三大组件：文字（Word）、演示（Presentation）、表格（Spreadsheet），从功能上与 Microsoft Office 的 Word、PowerPoint、Excel 一一对应。"

（5）全部幻灯片的切换效果都设置为"随机效果"并以"yswg2.dps"为文件名进行保存。

6. 打开"yswg5.dps"演示文稿，然后进行如下操作。

（1）利用"插入"→"音频"→"嵌入背景音乐"命令，从第 2 页开始插入背景音乐"老鼠爱大米.mp3"。

（2）在第 3 页插入图片"图片 2.jpg"，并调整其位置为"居中"，并调节垂直位置为 8.5 厘米，并为图片添加超链接，链接上一页幻灯片。

（3）将第 2 页上的文字部分动画设置为"飞入"，第 3 页上的文字部分动画设置为"盒状"，第 4 页上的文字部分动画设置为"菱形"。

（4）为第 2、3、4 页添加动作设置按钮"上一页"和"下一页"。

（5）全部幻灯片的切换效果都设置成"水平百叶窗"，并以"yswg5.dps"为文件名进行保存。

第 7 章 信 息 安 全

一、判断题

1. 机密性是指保证信息不会被非授权用户访问。
    A．对   B．错

2. TCSEC 把计算机安全级别分成 D 类、C 类、B 类和 A 类，其中 D 类级别最高。
    A．对   B．错

3. ITSEC 的安全级别 E6 级是形式化验证。
    A．对   B．错

4. CC 是指通用评价准则。
    A．对   B．错

5. 中国发现的首例计算机病毒是大麻病毒。
    A．对   B．错

6. 宏病毒是一种特殊的文件型病毒。
    A．对   B．错

7. 蠕虫病毒的传染目标是网络中的所有计算机中的文件。
    A．对   B．错

8. 计算机信息系统安全保护划分准则（GB17859）将计算机安全保护划分为 4 个级别。
    A．对   B．错

9. 世界上第一个计算机病毒诞生在实验室。
    A．对   B．错

10. 因某个事件或数值的出现，诱使计算机病毒实施感染或进行攻击的特性是针对性。
    A．对   B．错

11. 计算机病毒程序是一段精心编制的可执行代码，一般独立存在。
    A．对   B．错

12．引导型病毒通过文件的执行进行传播和破坏。

    A．对   B．错

13．蠕虫病毒是一种结合了蠕虫和计算机病毒特点的产物，它是一种利用网络和电子邮件进行复制和传播的计算机病毒。

    A．对   B．错

14．计算机病毒的触发模块可根据预定条件是否满足控制病毒的感染和破坏行为。

    A．对   B．错

15．计算机病毒的工作过程可以分为感染、潜伏、繁殖、发作等阶段。

    A．对   B．错

16．计算机病毒的破坏性是计算机病毒最基本的特征。

    A．对   B．错

17．对称密钥密码体系的安全性主要依赖于加密算法，加密算法是整个体系的核心。

    A．对   B．错

18．数字签名是对网络上传输的信息进行签名确认的一种方式，它就是将现实生活中的手写签名数字化。

    A．对   B．错

19．数字签名不能保证信息的机密性、完整性和不可抵赖性，因此，需要使用数字证书技术。

    A．对   B．错

20．数字证书基于公开密钥体系（PKI）。

    A．对   B．错

21．用户有了数字签名，就可以在网络中方便地证明自己的身份和公开密钥，为实施网络通信做准备。

    A．对   B．错

22．入侵检测是建立在内外网络边界上的过滤封锁机制。

    A．对   B．错

23．只要正确安装防火墙，就能保证网络安全。

    A．对   B．错

24．Windows 补丁分为 Hotfix 和 Service Pack 两种。

    A．对   B．错

25．安装 Windows 操作系统时不需要拔掉网线。

    A．对   B．错

26．Windows 使用用户账号可实现计算机用户身份鉴别。

    A．对   B．错

27．Windows 的用户账户分为计算机管理员、受限用户和客户 3 种类型。

    A．对   B．错

28．在默认情况下，Windows 有很多端口是开放的，用户在上网时，网络病毒和黑客可以通过这些端口连接用户的计算机。为了保护计算机的安全，应该关闭这些端口。

  A．对   B．错

29．为了保护自己的软件资源而制造病毒保护程序是合法的。

  A．对   B．错

30．购买了正版软件后，可以对其任意进行复制和传播。

  A．对   B．错

二、单选题

1．信息安全的完整性是指_____。

  A．信息是真实可信的，其发布者不被冒充，来源不被伪造

  B．保证信息与信息系统可被授权人正常使用

  C．可以控制授权范围内的信息流向及行为方式

  D．保证信息不能被非授权用户访问

2．信息安全的可用性是指_____。

  A．信息是真实可信的，其发布者不被冒充，来源不被伪造

  B．保证信息与信息系统可被授权人正常使用

  C．可以控制授权范围内的信息流向及行为方式

  D．保证信息不能被非授权用户访问

3．信息安全的机密性是指_____。

  A．信息是真实可信的，其发布者不被冒充，来源不被伪造

  B．保证信息与信息系统可被授权人正常使用

  C．可以控制授权范围内的信息流向及行为方式

  D．保证信息不能被非授权用户访问

4．可信任计算机标准评价准则 TCSEC 包含的等级是_____。

  A．A 类、B 类、C 类和 D 类

  B．E0 级、E1 级、E2 级、E3 级、E4 级、E5 级、E6 级

  C．GB1、GB2、GB3、GB4、GB5

  D．EAL1、EAL2、EAL3、EAL4、EAL5、EAL6、EAL7

5．信任计算机标准评价准则 TCSEC 包含的等级中，最高安全等级是_____。

  A．A 类   B．B 类

  C．C 类   D．D 类

6．第一个直接攻击破坏硬件的计算机病毒是_____。

  A．大麻病毒   B．爱虫病毒

  C．熊猫烧香病毒   D．CIH 病毒

7．计算机病毒实质上是一种_____。

  A．生物病毒   B．ASCII 码

  C．脚本语言   D．计算机程序

8．计算机病毒不具备_____。

A．传染性　　　　　　　　　　　　B．破坏性

C．免疫性　　　　　　　　　　　　D．寄生性

9．负责将病毒引入计算机内存的模块是＿＿＿＿＿＿＿。

A．引导模块　　　　　　　　　　　B．触发模块

C．感染模块　　　　　　　　　　　D．破坏模块

10．根据预定条件是否满足，控制病毒的感染和破坏动作的计算机病毒模块是＿＿＿＿＿＿＿。

A．引导模块　　　　　　　　　　　B．触发模块

C．感染模块　　　　　　　　　　　D．破坏模块

11．负责寻找被感染目标，检查目标是否感染本病毒，或是否满足其他感染条件的计算机病毒模块是＿＿＿＿＿＿＿。

A．引导模块　　　　　　　　　　　B．触发模块

C．感染模块　　　　　　　　　　　D．破坏模块

12．负责实施病毒的破坏动作，或在被感染设备表现特定现象的计算机病毒模块是＿＿＿＿＿＿＿。

A．引导模块　　　　　　　　　　　B．触发模块

C．感染模块　　　　　　　　　　　D．破坏模块

13．计算机病毒最基本的特征是＿＿＿＿＿＿＿。

A．传染性　　　　　　　　　　　　B．破坏性

C．免疫性　　　　　　　　　　　　D．寄生性

14．网络病毒主要通过＿＿＿＿＿＿＿途径传播。

A．电子邮件　　　　　　　　　　　B．光盘

C．软盘　　　　　　　　　　　　　D．硬盘

15．计算机病毒对操作计算机的人＿＿＿＿＿＿＿。

A．不会感染　　　　　　　　　　　B．会感染但不会致病

C．会感染致病　　　　　　　　　　D．以上选项都不正确

16．感染＿＿＿＿＿＿＿以后，用户的计算机可能被别人控制。

A．文件型病毒　　　　　　　　　　B．蠕虫病毒

C．引导型病毒　　　　　　　　　　D．木马病毒

17．防范计算机病毒的正确措施是＿＿＿＿＿＿＿。

A．对新购置的机器、磁盘、软件使用前不需要进行病毒检测

B．可以随意下载或使用软件

C．可以使用硬盘、软盘、光盘等引导系统

D．外用的磁盘尽量设置写入保护，外来的磁盘要检测病毒

18．下列反病毒软件中，属于国外产品的是＿＿＿＿＿＿＿。

A．趋势反病毒软件　　　　　　　　B．瑞星反病毒软件

C．金山反病毒软件　　　　　　　　D．江民反病毒软件

19．在出现新病毒后从病毒样本中分析出病毒的特征，在运行时将扫描对象与特征库比较，以判断是否感染病毒的杀毒技术是＿＿＿＿＿＿＿。

A．特征码识别技术   B．虚拟执行技术

C．实时监控技术   D．启发技术

20．可以做到防御未知病毒、恶意软件的杀毒技术是＿＿＿＿＿＿＿。

A．特征码识别技术   B．虚拟执行技术

C．实时监控技术   D．启发技术

21．防止软磁盘感染计算机病毒的一种有效方法是＿＿＿＿＿＿＿。

A．使软磁盘远离电磁场   B．定期对软磁盘做格式化处理

C．对软磁盘加上写入保护   D．禁止与有病毒的其他软磁盘放在一起

22．发现计算机感染病毒后，较为彻底的清除方法是＿＿＿＿＿＿＿。

A．用查毒软件处理   B．用杀毒软件处理

C．删除磁盘文件   D．格式化磁盘

23．为了预防计算机病毒，应采取的正确方法是＿＿＿＿＿＿＿。

A．每天都对硬盘和软盘进行格式化   B．不玩任何计算机游戏

C．不同任何人交流   D．不用盗版软件和来历不明的磁盘

24．计算机感染病毒后，可能造成＿＿＿＿＿＿＿。

A．引导扇区数据损坏   B．鼠标损坏

C．内存条物理损坏   D．显示器损坏

25．网上"黑客"是指＿＿＿＿＿＿＿的人。

A．匿名上网   B．总在晚上上网

C．在网上私闯他人计算机系统   D．不花钱上网

26．计算机病毒按危害性分类，可分为＿＿＿＿＿＿＿。

A．单一型和复合型   B．引导型和文件型

C．良性型和恶性型   D．生物型和非生物型

27．主要感染可执行文件的病毒是＿＿＿＿＿＿＿病毒。

A．文件型   B．引导型

C．网络   D．复合型

28．出现＿＿＿＿＿＿＿现象时，应首先考虑计算机感染了病毒。

A．不能读取光盘

B．写U盘时，报告磁盘已满

C．程序运行速度明显变慢

D．开机启动Windows时，先扫描硬盘

29．防止病毒入侵计算机系统的原则是＿＿＿＿＿＿＿。

A．对所有文件设置只读属性   B．定期对系统进行病毒检查

C．安装反病毒软件   D．坚持预防为主，堵塞病毒的传播渠道

30．对于已感染病毒的磁盘，＿＿＿＿＿＿＿。

A．不能使用只能丢掉   B．用杀毒软件杀毒后可继续使用

C．用酒精消毒后可继续使用   D．可直接使用，对系统无任何影响

31．下列关于计算机病毒的说法中，正确的是＿＿＿＿＿＿＿。

    A．计算机病毒不能被发现

    B．计算机病毒能自我复制

    C．计算机病毒会感染计算机用户

    D．计算机病毒是一种危害计算机的生物病毒

32．下列对产生计算机病毒的原因的叙述中，不正确的是_____。

    A．计算机病毒是黑客为了表现自己的才能而编写的恶意程序

    B．计算机病毒是有人在编写程序时，由于疏忽而产生的计算机程序

    C．计算机病毒是为了破坏别人的系统，有意编写的破坏程序

    D．计算机病毒是为了惩罚盗版，有意在自己的软件中添加的恶意的破坏程序

33．计算机病毒不可能存在于_____中。

    A．电子邮件   B．应用程序

    C．Word 文档   D．CPU

34．下列情况中，能破坏数据完整性的攻击是_____。

    A．假冒他人地址发送数据   B．不承认做过信息的递交行为

    C．数据在传输中途被篡改   D．数据在传输过程中被窃听

35．通信双方对其收发过的信息均不可抵赖的特性是指_____。

    A．机密性   B．不可抵赖性

    C．可用性   D．可靠性

36．下列情况中，破坏了数据机密性的攻击是_____。

    A．假冒他人地址发送数据   B．不承认做过信息的递交行为

    C．数据在传输过程中被篡改   D．数据在传输过程中被窃听

37．使用大量垃圾信息，占用带宽，拒绝服务的攻击破坏的是_____。

    A．机密性   B．完整性

    C．可用性   D．可靠性

38．攻击者创造出一个易于误解的环境，诱使受害者进入并做出缺乏安全考虑的决策的攻击方式被称为_____。

    A．拒绝服务攻击   B．欺骗攻击

    C．电子邮件攻击   D．木马攻击

39．下列选项中，属于非对称密钥密码算法的是_____。

    A．DES   B．AES

    C．IDEA   D．RSA

40．下列选项中，不属于保护网络安全的措施的是_____。

    A．加密技术   B．防火墙

    C．设定用户权限   D．建立个人主页

41．下列关于防火墙的说法中，不正确的是_____。

    A．防火墙是防止计算机被外界攻击侵害的技术

    B．防火墙是一个或一组在两个不同安全等级的网络之间执行访问控制策略的系统

    C．防火墙的作用是隔离有硬件故障的设备

D．防火墙中计算机安全中的一项技术

42．允许用户在输入正确的密保信息后才能进入系统的方法是＿＿＿＿＿＿＿。
A．口令　　　　　　　　　　　B．命令
C．序列号　　　　　　　　　　D．公文

43．未经允许私自闯入他人计算机系统的人称为＿＿＿＿＿＿＿。
A．IT 精英　　　　　　　　　　B．网络管理员
C．黑客　　　　　　　　　　　D．程序员

44．为确保学校局域网的信息安全，防止来自 Internet 的黑客入侵，应采取的安全措施是设置＿＿＿＿＿＿＿。
A．网管软件　　　　　　　　　B．邮件列表
C．防火墙　　　　　　　　　　D．杀毒软件

45．用某种方法伪装消息以隐藏它的内容的过程称为＿＿＿＿＿＿＿。
A．消息　　　　　　　　　　　B．密文
C．解密　　　　　　　　　　　D．加密

46．用某种方法将伪装消息还原成原有内容的过程称为＿＿＿＿＿＿＿。
A．消息　　　　　　　　　　　B．密文
C．解密　　　　　　　　　　　D．加密

47．实现信息安全最基本、最核心的技术是＿＿＿＿＿＿＿。
A．身份认证技术　　　　　　　B．密码技术
C．访问控制技术　　　　　　　D．防病毒技术

48．下列关于防火墙的说法中，不正确的是＿＿＿＿＿＿＿。
A．防火墙是一种隔离技术
B．防火墙的主要工作原理是对数据包及其来源进行检查，阻断被拒绝的数据
C．防火墙的主要功能是查杀病毒
D．防火墙虽然能够提高网络的安全性，但不能保证网络绝对安全

49．下列网络安全技术中，不能用于防止发送或接收信息的用户出现"抵赖"行为的是＿＿＿＿＿＿＿。
A．数字签名　　　　　　　　　B．防火墙
C．第三方确认　　　　　　　　D．身份认证

50．下列选项中，不属于常见网络安全问题的是＿＿＿＿＿＿＿。
A．网上的蓄意破坏，如在未经他人许可的情况下篡改他人网页
B．侵犯隐私或机密资料
C．组织或机构因为有意或无意的外界因素或疏漏，导致无法完成应有的网络服务项目
D．在共享打印机上打印文件

51．一般而言，Internet 防火墙建立在一个网络的＿＿＿＿＿＿＿。
A．内部子网之间传送信息的中枢　B．每个子网的内部
C．内部网络与外部网络的交叉点　D．部分内部网络与外部、内部的接合处

52. 下列关于公用/私有密钥加密技术的叙述中，正确的是＿＿＿＿＿。

    A. 私有密钥加密的文件不能用公用密钥解密

    B. 公用密钥加密的文件不能用私有密钥解密

    C. 公用密钥和私有密钥相互关联

    D. 公用密钥和私有密钥不相互关联

53. 用户 A 通过计算机网络向用户 B 发送消息，表示自己同意签订某个合同，随后用户 A 反悔，不承认自己发送过该条消息。为了防止这种情况发生，应采用＿＿＿＿＿。

    A. 数字签名技术   B. 消息认证技术

    C. 数据加密技术   D. 身份认证技术

54. 安装 Windows 操作系统时，系统分区应优先选择的硬盘分区格式是＿＿＿＿＿。

    A. FAT   B. FAT32

    C. NTFS   D. Linux Native

55. 自动更新的对话框中的选择项不包括＿＿＿＿＿。

    A. 自动

    B. 取消自动更新

    C. 下载更新，但是由我来决定什么时候安装

    D. 有可用下载时通知我，但是不要自动下载或安装更新

56. 下列关于系统更新的说法中，正确的是＿＿＿＿＿。

    A. 可以更新是因为操作系统存在漏洞

    B. 系统更新后，可以不再受病毒的攻击

    C. 系统更新只能从微软网站下载补丁包

    D. 所有的更新应及时下载安装，否则系统会崩溃

57. 下列关于网络信息安全的叙述中，不正确的是＿＿＿＿＿。

    A. 网络环境下的信息系统比单机系统复杂，信息安全问题比单机更加难以得到保障

    B. 电子邮件是个人之间的通信手段，不会传染计算机病毒

    C. 防火墙是保障企业内部网络不受外部攻击的有效措施之一

    D. 网络安全的核心是操作系统的安全性，它涉及信息在存储和处理状态下的保护问题

58. 关于计算机中使用的软件，下列叙述中，错误的是＿＿＿＿＿。

    A. 软件凝结着专业人员的劳动成果

    B. 软件借来复制一下不会损害他人利益

    C. 未经软件著作权人的同意复制其软件是侵权行为

    D. 软件如同硬件一样，也是一种商品

59. 软件盗版是指未经授权对软件进行复制、仿制、使用或生产。下面不属于软件盗版形式的是＿＿＿＿＿。

    A. 使用的是计算机销售公司安装的非正版软件

    B. 网上下载的非正版软件

  C．自己解密的非正版软件

  D．使用试用版软件

60．下列选项中，不属于网络行为规范的是_____。

  A．不应未经许可而使用他人的计算机资源

  B．不应给他人发送大量垃圾邮件

  C．不应干扰他人的计算机工作

  D．可以使用或复制没有授权的软件

三、多选题

1．按照 ITSEC 的观点，信息安全的目标有_____。

  A．机密性　　　　　　　　　　B．可用性

  C．完整性　　　　　　　　　　D．不可抵赖性

2．计算机病毒具有_____。

  A．传染性　　　　　　　　　　B．破坏性

  C．潜伏性　　　　　　　　　　D．寄生性

3．脚本病毒是以脚本程序语言编写而成的病毒，常用的脚本语言有_____。

  A．VBScript　　　　　　　　　B．JavaScript

  C．AccessScript　　　　　　　　D．CScript

4．文件型病毒主要感染扩展名为_____的文件。

  A．.exe　　　　　　　　　　　B．.bat

  C．.com　　　　　　　　　　　D．.txt

5．信息安全一直以来都是倍受人们关注的问题，20 世纪中期以来经历了的发展阶段有_____。

  A．通讯安全　　　　　　　　　B．通信安全

  C．信息安全　　　　　　　　　D．信息保障

6．关于 CC 标准，下列说法中，正确的有_____。

  A．CC 标准由美、加、英、法、德、荷等国家于 1996 年联合提出

  B．CC 标准是第一个信息技术安全评价国际标准

  C．CC 标准定义了评价信息技术产品和系统安全性的基本准则，提出了目前国际上公认的表述信息技术安全性的结构

  D．CC 标准设定的安全等级分为 A 类、B 类、C 类和 D 类

7．选择反病毒软件时，应遵循的原则有_____。

  A．病毒识别率高，误报率和漏报率低

  B．内存占用率低，检测速度快

  C．具备实时监控能力

  D．软件本身足够安全

8．信息保障的核心思想是对系统或者数据的_____方面的要求。

A．保护   B．检测

C．反应   D．恢复

9．典型的对称密钥密码体系密码包括_____。

A．IDES   B．ECC

C．DES   D．RSA

10．计算机病毒防范应该做到_____。

A．及时备份重要数据和系统数据（如分区表、注册表等）

B．安装具有实时防病毒功能的防病毒软件，并及时升级更新，定期检查系统

C．密切关注漏洞公告，及时更新系统或安装补丁程序

D．对新购置的计算机、磁盘、软件使用前不需要进行病毒检测

11．计算机病毒的结构通常分为_____等部分。

A．引导模块   B．触发模块

C．感染模块   D．破坏模块

12．计算机病毒的触发条件各式各样，主要有_____。

A．日期触发   B．时间触发

C．键盘触发   D．CPU 型号触发

13．计算机病毒的主要传播途径有_____。

A．移动存储设备   B．不可移动的设备

C．空气   D．网络

14．计算机病毒的危害主要表现在_____。

A．会感染使用者   B．占用磁盘空间

C．抢占系统资源   D．影响计算机的运行速度

15．目前，反病毒软件主要使用的技术有_____。

A．特征码技术   B．虚拟执行技术

C．实时监控技术   D．启发技术

16．下列关于加密的相关概念，正确的是_____。

A．待变换的信息称为密文

B．变换后得到的信息称为明文

C．从明文到密文的变换过程称为加密

D．从密文到明文的变换过程称为解密

17．黑客的攻击手段多种多样，常用的基本攻击形式有_____。

A．口令入侵   B．拒绝服务

C．欺骗攻击   D．电子邮件攻击

18．对 Windows 10 操作系统的账户进行操作时，单击需要修改的账户，弹出修改账户的窗口，可进行的操作有_____。

A．更改名称   B．创建密码

C．更改图片   D．更改账户类型

19．Windows 10 操作系统的密码策略包括_____。

A．密码长度最小值　　　　　　B．密码必须符合复杂性要求

C．密码最长存留期　　　　　　D．密码最短存留期

20．人们在使用计算机软件或数据时应遵照国家有关法律规定，尊重作品的版权，具体包括_____。

A．应该使用正版软件，坚决抵制盗版软件，尊重软件作者的知识产权

B．不对软件进行非法复制

C．不要为了保护自己的软件资源而制造病毒保护程序

D．不要擅自篡改他人计算机中的系统信息资源

21．_____是保障合法用户权限、阻止安全入侵的主要防线。

A．用户认证　　　　　　　　　B．加密解密

C．访问控制　　　　　　　　　D．入侵检测

22．用户身份认证方法包括_____。

A．基于口令的方法　　　　　　B．基于令牌的方法

C．基于生物特征的方法　　　　D．基于签名的方法

23．口令选择策略包括_____。

A．用户教育　　　　　　　　　B．计算机生成口令

C．后验口令检查　　　　　　　D．先验口令检查

24．计算机生成口令具备的特点有_____。

A．随机性强　　　　　　　　　B．破解难度高

C．记忆容易　　　　　　　　　D．用户接受意愿高

25．关于居民身份证说法正确的有_____。

A．是一种智能令牌　　　　　　B．可应用于金融领域

C．可应用于交通领域　　　　　D．不可以应用于医疗领域

26．生物特征认证可利用_____进行认证。

A．人脸　　　　　　　　　　　B．步态

C．音频、视频　　　　　　　　D．打字节奏

27．访问控制包括的基本元素有_____。

A．主体　　　　　　　　　　　B．客体

C．访问权　　　　　　　　　　D．审计

28．数据库的客体有_____。

A．用户　　　　　　　　　　　B．二维表

C．视图　　　　　　　　　　　D．增删查改

29．访问控制策略一般分为_____。

A．自主访问控制　　　　　　　B．强制访问控制

C．基于角色的访问控制　　　　D．基于属性的访问控制

30．入侵检测包括_____。

A．基于主机的入侵检测　　　　B．基于网络的入侵检测

C．分布式入侵检测　　　　　　D．混合式入侵检测

四、思考题

1. 什么是计算机病毒？如何预防计算机病毒感染？
2. 黑客的攻击手段有哪些？
3. 计算机病毒有哪些特点？
4. 常用的网络安全技术有哪些？
5. 网络安全的基本需求有哪些？
6. 基于属性的访问控制是什么？请给出示例。
7. 入侵者执行入侵活动时，通常采取的步骤是什么？

参考答案

第1章 信息技术与计算机基础

一、判断题

1. A	2. B	3. B	4. A	5. A	6. A	7. A	8. B
9. A	10. B	11. A	12. A	13. B	14. B	15. A	16. B
17. B	18. B	19. B	20. B	21. B	22. A	23. B	24. B
25. B	26. A	27. A	28. A	29. A	30. A		

二、单选题

1. C	2. D	3. B	4. A	5. C	6. C	7. C	8. D
9. B	10. C	11. A	12. B	13. A	14. D	15. D	16. D
17. C	18. B	19. B	20. B	21. B	22. A	23. C	24. C
25. A	26. A	27. B	28. A	29. A	30. A	31. A	32. A
33. C	34. C						

三、多选题

1. ABCD	2. ACD	3. ABCD	4. ABCD	5. ABC	6. ABCD
7. BCD	8. ABCD	9. ABCD	10. ACD	11. AB	12. AD
13. ABD	14. BC				

四、思考题

（略）

第2章 计算机系统

一、判断题

1. A	2. B	3. A	4. A	5. B	6. B	7. A	8. B

9. A 10. A 11. B 12. A 13. A 14. B 15. B 16. A
17. B 18. A 19. B 20. B 21. B 22. A 23. B 24. A
25. A 26. B 27. A 28. A 29. B 30. B 31. A 32. A
33. B 34. A 35. A 36. A 37. A 38. B 39. A 40. B
41. A 42. B 43. A 44. A 45. B

二、单选题

1. B 2. B 3. B 4. C 5. D 6. D 7. B 8. D
9. C 10. C 11. A 12. B 13. D 14. D 15. C 16. D
17. A 18. D 19. C 20. B 21. C 22. C 23. C 24. B
25. B 26. B 27. D 28. D 29. B 30. A 31. B 32. A
33. C 34. D 35. A 36. D 37. C 38. B 39. C 40. A
41. B 42. B 43. C 44. A 45. C 46. D 47. A 48. C
49. C 50. D 51. D 52. A 53. B 54. A 55. B 56. C
57. D 58. B 59. D 60. A

三、多选题

1. AC 2. BCD 3. BCD 4. BCD 5. ABCD 6. ABC
7. CD 8. ABD 9. BCD 10. AD 11. BCD 12. BCD
13. ABC 14. ACD 15. ABCD 16. ABC 17. ABCD 18. ABD
19. ACD 20. BD 21. ABC 22. BCD 23. ABCD 24. ACD
25. ABCD

四、思考题

（略）

第 3 章　操 作 系 统

一、判断题

1. A 2. B 3. B 4. B 5. B 6. A 7. B 8. A
9. B 10. A 11. B 12. A 13. B 14. B 15. B 16. A
17. A 18. B 19. A 20. A 21. B 22. B 23. A 24. A
25. A 26. B 27. A 28. A 29. A 30. A

二、单选题

1．B	2．A	3．D	4．C	5．B	6．C	7．B	8．A
9．B	10．C	11．A	12．B	13．D	14．B	15．B	16．A
17．D	18．A	19．B	20．B	21．B	22．D	23．B	24．B
25．B	26．A	27．B	28．A	29．A	30．A	31．A	32．C
33．B	34．B	35．A	36．B	37．D	38．D	39．B	40．A

三、多选题

1．ABCD	2．AC	3．ABCD	4．ABC	5．AC
6．ABCD	7．AD	8．ABCD	9．ABCD	10．ABCD
11．AB	12．ABCD	13．ABCD	14．ABCD	15．ABC
16．ABD	17．ABCD	18．ABCD		

四、思考题

（略）

第4章　计算机网络与应用

一、判断题

1．B	2．B	3．B	4．B	5．A	6．B	7．B	8．B
9．A	10．B	11．B	12．A	13．A	14．A	15．B	16．A
17．A	18．B	19．A	20．B	21．B	22．A	23．B	24．A
25．B	26．A	27．A	28．A				

二、单选题

1．D	2．D	3．C	4．A	5．D	6．C	7．C	8．C
9．B	10．C	11．D	12．D	13．D	14．A	15．D	16．C
17．A	18．D	19．C	20．D	21．B	22．B	23．D	24．C
25．C	26．D	27．B	28．A	29．C	30．B	31．B	32．A
33．C	34．B	35．C	36．A	37．C	38．A	39．B	40．D
41．A	42．C	43．D	44．A	45．A	46．C	47．B	48．D
49．B	50．A	51．D	52．C	53．A	54．C		

三、多选题

1. ABCD	2. ABC	3. ABCD	4. BCD	5. BC
6. ABCD	7. ABCD	8. ABCD	9. ABCD	10. ABD
11. ABCD	12. AD	13. ABCD	14. ABC	15. AB
16. BCD	17. BCD	18. ABCD	19. ABCD	20. ABD
21. ABD				

四、思考题

（略）

第 5 章　医院信息系统

一、判断题

1. A	2. A	3. A	4. A	5. B	6. B	7. B	8. B	9. A
10. A	11. B	12. B	13. A	14. B	15. B	16. B	17. B	18. A
19. A	20. A	21. B	22. B	23. A	24. A	25. B	26. A	

二、单选题

1. D	2. A	3. C	4. B	5. A	6. C	7. C	8. A
9. B	10. B	11. D	12. A	13. A	14. B	15. D	16. C
17. B	18. B	19. C	20. B	21. D	22. B	23. C	24. A
25. D	26. B	27. C	28. B	29. A	30. A	31. B	32. C
33. B	34. C	35. A	36. A	37. B	38. C	39. B	40. A
41. B	42. A	43. B	44. D				

三、多选题

1. ACD	2. ABCD	3. AC	4. ABD	5. ABCD
6. BCD	7. BCD	8. AC	9. ABCD	10. ABCD
11. ABCD	12. ABCD	13. BC	14. ABCD	15. ABCD
16. ABCD	17. ABC	18. BCD	19. ABCD	20. ABC
21. ABD	22. AB	23. ABD	24. AC	25. ABCD
26. ABCD	27. BC	28. ABCD	29. ABC	30. ABC

四、思考题

（略）

第 6 章　办公软件高级应用

一、单选题

1. B　　2. B　　3. D　　4. C　　5. D　　6. D　　7. C　　8. B
9. C　　10. D　　11. C　　12. A　　13. A　　14. B　　15. D　　16. A
17. B　　18. A　　19. A　　20. C　　21. C　　22. C　　23. A　　24. B
25. A

二、操作题

（略）

第 7 章　信 息 安 全

一、判断题

1. A　　2. B　　3. A　　4. A　　5. B　　6. A　　7. B　　8. B
9. A　　10. B　　11. B　　12. B　　13. A　　14. A　　15. A　　16. B
17. B　　18. B　　19. B　　20. A　　21. B　　22. B　　23. B　　24. A
25. B　　26. A　　27. B　　28. A　　29. B　　30. B

二、单选题

1. A　　2. B　　3. D　　4. A　　5. A　　6. D　　7. D　　8. C
9. A　　10. B　　11. C　　12. D　　13. A　　14. A　　15. A　　16. D
17. D　　18. A　　19. A　　20. D　　21. C　　22. D　　23. D　　24. A
25. C　　26. C　　27. A　　28. C　　29. D　　30. B　　31. B　　32. B
33. D　　34. C　　35. B　　36. D　　37. C　　38. B　　39. D　　40. D
41. C　　42. A　　43. C　　44. C　　45. D　　46. C　　47. C　　48. C
49. B　　50. D　　51. C　　52. C　　53. A　　54. C　　55. B　　56. A
57. B　　58. B　　59. D　　60. D

三、多选题

1. ABC	2. ABCD	3. AB	4. ABC	5. BCD
6. ABC	7. ABCD	8. ABCD	9. AC	10. ABC
11. ABCD	12. ABCD	13. ABD	14. BCD	15. ABCD
16. CD	17. ABCD	18. ABCD	19. ABCD	20. ABCD
21. ACD	22. ABC	23. ABCD	24. AB	25. ABC
26. ABCD	27. ABC	28. BC	29. ABCD	30. ABCD

四、思考题

（略）

参 考 文 献

[1] 奠石镁，李俊，张立鉴. 大学计算机实践教程——医学应用基础[M]. 北京：科学出版社，2017.

[2] 杨雨珠，李俊，李学敏. 医学信息技术基础实践[M]. 上海：上海交通大学出版社，2019.

[3] 教育部考试中心. 全国计算机等级考试一级教程 计算机基础及 WPS Office 上机指导[M]. 北京：高等教育出版社，2022.

[4] 陈亚军，周晓庆，郭元辉. 大学计算机基础实验指导与习题集[M]. 第 2 版. 北京：高等教育出版社，2017.